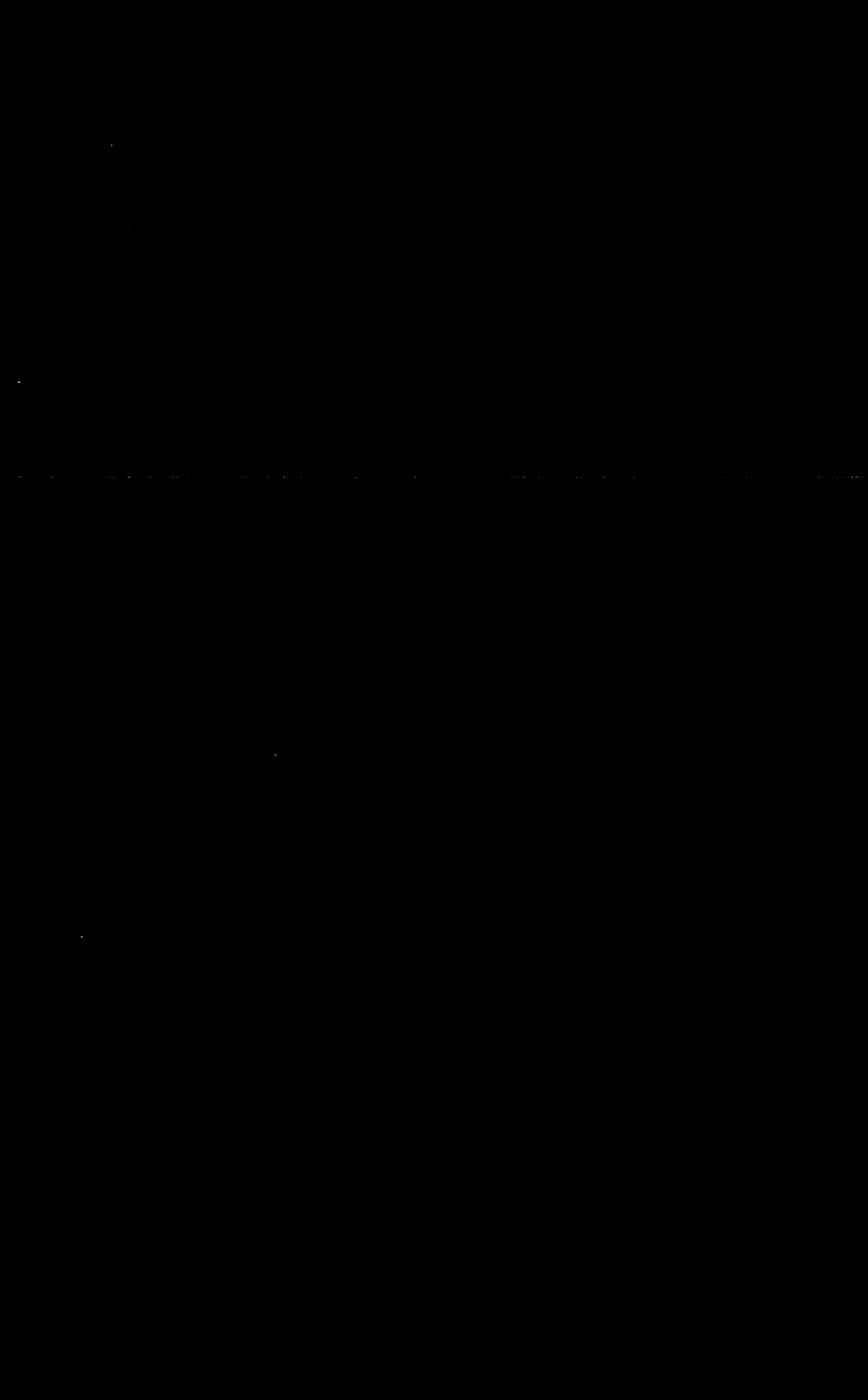

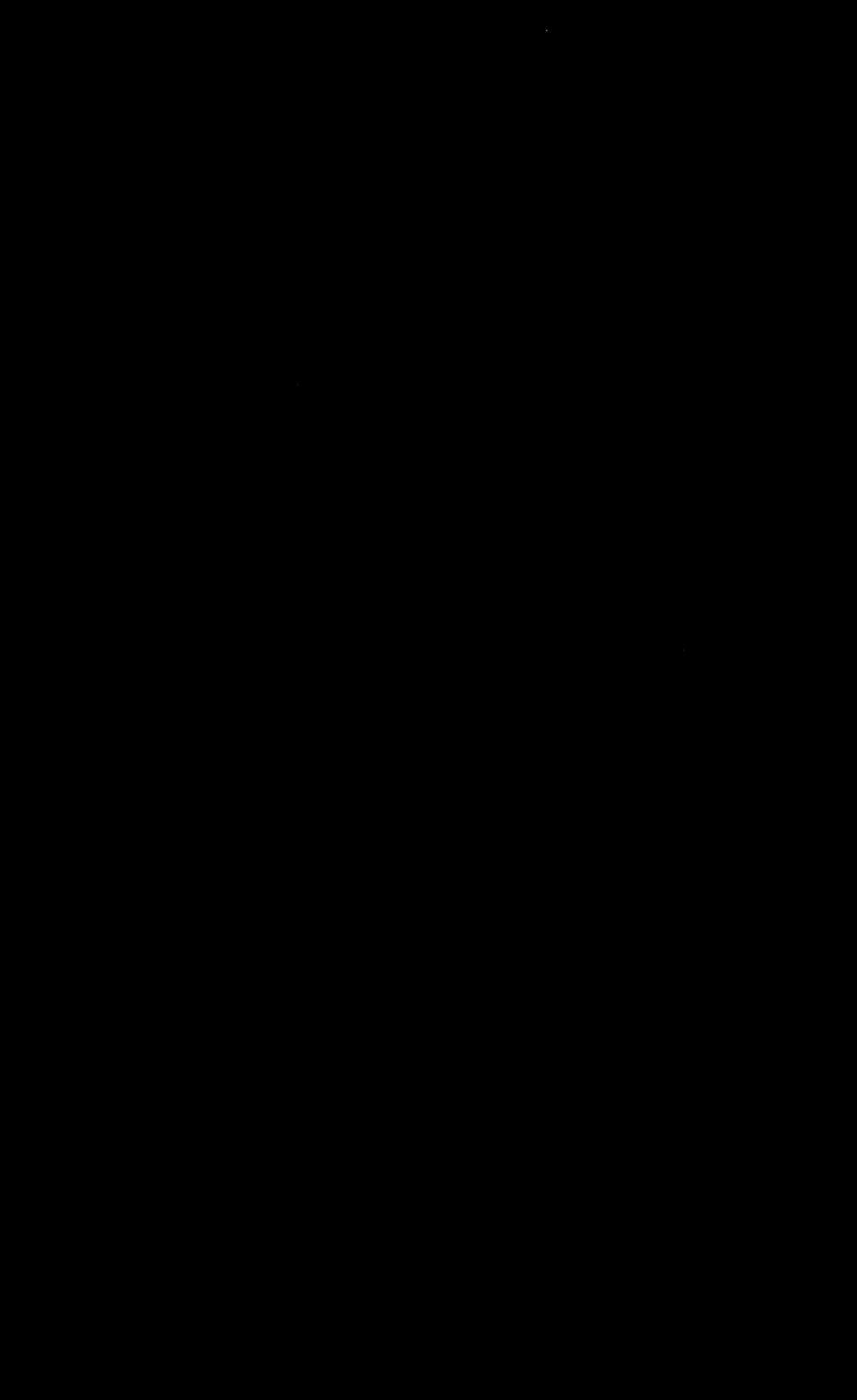

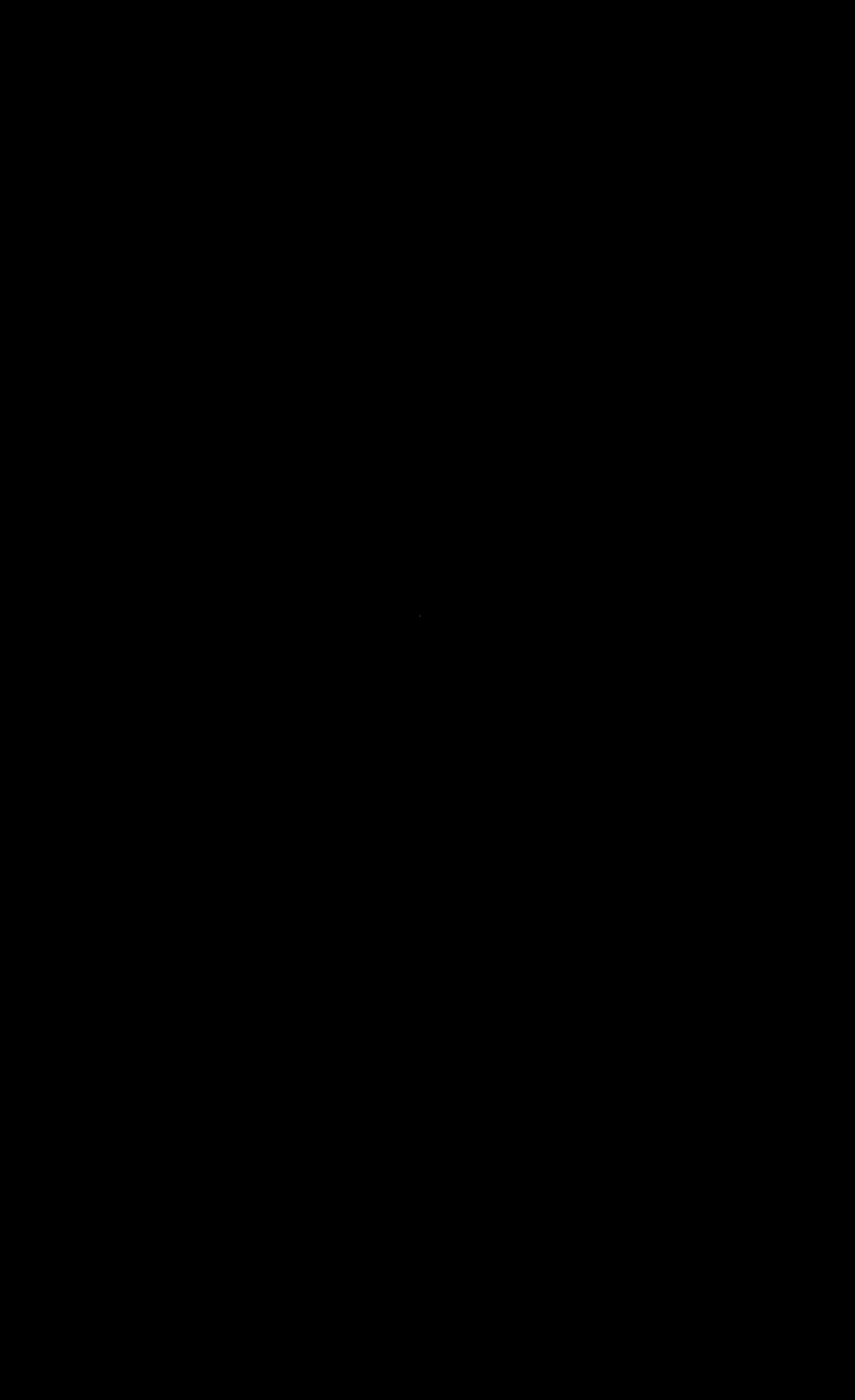

삼시세끼의 과학, 매일 한 스푼 영양상식
더 건강하고 재미있는 영양이야기

삼시세끼의 과학, 매일 한 스푼 영양상식
더 건강하고 재미있는 영양이야기

지은이 이경민
발행일 2025년 9월 30일   발행인 김정겸
펴낸곳 충남대학교출판문화원   주소 대전광역시 유성구 대학로 99
전화 042-821-6045   홈페이지 http://www.cnupress.co.kr   E-mail cnupress@cnu.ac.kr

ISBN 979-11-6503-320-0 03590
정가 18,000원

이 책의 내용을 사용하려면 반드시 저자와 충남대학교출판문화원의 동의를 얻어야 합니다.
잘못 만들어진 책은 구입하신 서점에서 교환하여 드립니다.

삼시세끼의 과학, 매일 한 스푼 영양상식

더 건강하고 재미있는
영양 이야기

이 경 민

충남대학교출판문화원

Contents

들어가는 글 (Prologue)   11

1장 면역과 영양관리 "건강수명 연장의 시대"   17

01 건강 장수 vs. 병든 장수 · 19
02 온 국민이 건강한 세상을 응원합니다 · · · · · · · · · · · · · · · 21
03 건강관리의 첫 단추는 식습관 · 23
04 음식이 곧 나를 이룹니다. 영양 후성유전학(Nutritional Epigenetics) · · 26
05 최신의 영양학 · 31
06 세포! 생명의 소우주 · 34
07 면역이 무엇인가요? · 37
08 림프계와 면역계 · 39
09 잘 먹으면 면역력이 좋아지나요? · · · · · · · · · · · · · · · · · · 41

2장 장 건강과 영양관리   43

01 All about your Gut · 45
02 우리 몸 속의 튜브관이 있다고요? · · · · · · · · · · · · · · · · · · 47
03 마음 편한 사람과 식사하고 싶습니다. · · · · · · · · · · · · · · · 49
04 내 뱃 속의 그 녀석들(장내 미생물) · · · · · · · · · · · · · · · · · 52
05 박쥐같은 중간균 · 54
06 장이 아프면 그냥 짜증이 나지요 · · · · · · · · · · · · · · · · · · 56
07 건강한 장에서 행복호르몬이 샘솟아요. · · · · · · · · · · · · · · 59

08 장은 호르몬 생성의 공장 · · · · · · · · · · · · · · · · · 61
09 살 빠지는 주사? 호르몬과 영양관리! · · · · · · · · · · · 63
10 (세상에나!) 황금똥 좀 주세요?! · · · · · · · · · · · · · · 67
11 장 건강의 방해요소와 핵심요소 · · · · · · · · · · · · · · 70
12 프리바이오틱스와 프로바이오틱스의 먹고 먹히는 관계 · · · · · · · 79
13 예쁘게, 알록달록하게 드세요. 당신의 세포를 지켜주는 작은 컬러들 · · · 82
14 식물의 자기 방어 본능, 파이토케미컬 이야기 기분 좋게 화끈한 캡사이신(Capsaicin) · 85
15 노란 빛의 건강, 베타카로틴(Beta-carotene) · · · · · · · · · 87
16 붉은 색의 건강, 라이코펜(Lycopene) · · · · · · · · · · · 89
17 보랏빛 항산화, 안토시아닌(Anthocyanin) · · · · · · · · · 90
18 청결의 상징, 안토크산틴(Anthoxanthin) · · · · · · · · · · 91
19 생명의 색, 녹색 엽록소(Chlorophyll) · · · · · · · · · · · 93

3장 저염 실천을 위한 영양관리 95

01 한식은 짜다는 오해 · · · · · · · · · · · · · · · · · · 97
02 나트륨, 짠맛의 두 얼굴 · · · · · · · · · · · · · · · · 101
03 단짠단짠의 유혹, 그리고 그 결과는? · · · · · · · · · · · 104
04 나트륨과 고혈압, 그 애증의 관계 · · · · · · · · · · · · 107
05 몸속에 들어온 나트륨은 몸 밖으로 나가는 길에도 영향을 준다? · · · · 111
06 나트륨과 싸울 수 있는 친구, 칼륨의 보고 · · · · · · · · · 116
07 영양표시를 보면 건강이 보입니다. · · · · · · · · · · · · 119
08 고혈압 측정 기준에 대한 오해와 진실 · · · · · · · · · · 120

4장 저당실천을 위한 영양관리　123

　01 당에 대한 오해와 진실 ·········· 125
　02 무조건 탄수화물을 줄여야 할까요? ·········· 129
　03 설탕과의 전쟁 ·········· 131
　04 설탕중독과 도파민의 상관관계 ·········· 133
　05 당당하게 건강하려면 당을 찾지 마세요! ·········· 135
　06 조청과 물엿 ·········· 137
　07 총 당류의 에너지 기여 비율 ·········· 139
　08 당과 함께 하는 삼총사 질환 ·········· 145
　09 단순한 당과 복잡한 당 ·········· 147
　10 물 한 잔! 순환의 강줄기 ·········· 151
　11 당지수와 당부하지수에 대해 바로 알기 ·········· 153
　12 제로의 시대 0kcal 대체감미료는 안전하다? ·········· 158
　13 식이섬유도 탄수화물입니다. ·········· 163
　14 식이섬유 섭취는 건강관리의 첫 걸음! ·········· 167
　15 식이섬유 가는 자리, 물도 따라 가기를 ·········· 170

5장 당뇨와 영양관리 "너무 억울한 탄수화물 이야기"　173

　01 혈당관리가 곧 영양관리 ·········· 175
　02 만성 고혈당을 초래하는 식생활부터 바로 잡아야 합니다. ·········· 180
　03 가장 기본중의 기본은 균형식과 소식 ·········· 181

04 이제는 혈당스파이크 관리의 시대·············186
05 모든 탄수화물은 나쁘다?················189
06 왜 카무트만 찾는 걸까요.················193

6장 심혈관질환과 영양관리 "착한 지방 이야기"   197

01 필수 영양소인 지방····················199
02 포화지방산이란?·····················201
03 불포화지방산이란?····················203
04 콜레스테롤의 기능····················205
05 지방의 소화와 흡수···················206
06 간이 소화계의 최고 왕입니다···············208
07 인체에서 저절로 생기는 콜레스테롤············210
08 식이 콜레스테롤을 줄이면 혈액 내 콜레스테롤을 조절할 수 있나요?··212
09 LDL 콜레스테롤 수치를 낮추는 방법············214
10 백해무익한 트랜스지방··················216
11 아이들에게 더 위험한 트랜스지방산 섭취··········218
12 이상지질혈증의 기준···················221
13 술도 안 마시는데 지방간이 된 이유·············223

7장 근감소증과 영양관리 "근테크의 시대! 단백질 이야기" 229

- 01 어르신들이 젊은 시절보다 더 잘 드셔야 하는 이유 · · · · · · · · 231
- 02 나이가 들면 당연히 노쇠해 지는 건가요? · · · · · · · · 233
- 03 근감소증이라는 질병의 시작!? · · · · · · · · 235
- 04 초고령화 시대, 근테크가 필요한 이유 · · · · · · · · 238
- 05 근육을 살리면 노년기 삶의 질이 높아집니다! · · · · · · · · 241
- 06 근육과 영양관리의 그 묘한 상관관계 · · · · · · · · 244
- 07 근감소증 예방을 위해, 운동이 중요할까? 영양관리가 중요할까? · · · 249
- 08 체중 조절을 위해, 운동이 중요할까? 영양관리가 중요할까? · · · · 253
- 09 주말에만 고기 외식? · · · · · · · · 256
- 10 단백질이 풍부한 식품을 꼭 드셔야 합니다! · · · · · · · · 260
- 11 식물성대체육이 동물성단백질을 '대체'할 수 있을까요? · · · · · · · · 262
- 12 몸 보신에는 무조건 사골곰탕? · · · · · · · · 264
- 13 말랐는데 비만인 '마른비만' · · · · · · · · 269

8장 융합형 식단을 통한 영양관리 "W·W·H 식단 전략" 275

- 01 식단관리 : 단순 식단을 넘어 삶을 바꾸는 식탁의 철학 · · · · · · · · 277
- 02 이경민의 W·W·H 식단 (Whole-Wise-Health Diet) 전략 · · · · · · · · 282
- 03 성장기의 어린이와 청소년을 위한 W·W·H 식단 (Whole-Wise-Health Diet) 285
- 04 건강한 성인을 위한 W·W·H 식단(Whole-Wise-Health Diet) · · · · · · · · 287
- 05 노인 삶의 질을 위한 W·W·H 식단(Whole-Wise-Health Diet) · · · · · · · · 288
- 06 내 몸과 마음의 리듬을 설계합니다! · · · · · · · · 291
- 07 자연에 적응하는 자연스러운 간헐적 단식 · · · · · · · · 293

9장 호르몬과 영양관리 301

    01 식탐에서 자유로워지는 마음 : 나를 더 사랑해주세요. · · · · · · · · 303
    02 우주보다 더 신비한 인체! 우리 몸 속의 오케스트라 · · · · · · · · 307
    03 렙틴의 반항! 렙틴 저항성 · · · · · · · · · · · · · · · · · · · 310

마치는 글 (Epilogue) 315

부 록 321

참고자료 331

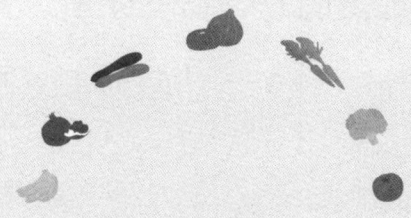

들어가는 글
(Prologue)

Prologue

먹는 대로 건강하게 삽시다!
매일의 식사가 나의 미래를 결정합니다.

바쁜 일상을 마치고 집으로 가는 길, 뒷자석 카시트에 매달린 초등학교 2학년 둘째 녀석이 혼잣말처럼 이야기합니다.

'엄마 우리는 120살까지 살 수 있데!
병원에서 약을 주사해서 오래 살 수 있도록 만들어준다는 데, 120살까지 그냥 오래 사는 것이 의미가 있을까?'

라고 하네요. 실로 깜짝 놀랐습니다.
얘가 무슨 말을 어디서 듣긴 들었는데, 무슨 말을 어떻게 들은 건지 궁금해졌습니다.

'누가 그랬어? 어디서 들었어? 맞긴 맞는데, 그래도 오래 살게 되는 건 의학이 발달해서 좋은 점이지. 그래도 음식도 골고루 먹고, 최대한 건강하게 살도록 노력해야겠지?'

라고 대답하면서 '음식도 골고루 먹고'를 꼭 붙여주는 저는 영양학을 전공하는 엄마입니다.

그래도 9살 생각에도 활발하게 활동하지 못하고 병상에 누워있기만

한 삶의 질에 대한 고민과 단순하지만 합리적인 발상도 깜찍합니다.

아이들도 이제는 다 알고 있습니다.

오래 사는 시대가 열린다는 것을요.

맞습니다. 바야흐로 건강수명 연장의 시대입니다.

건강수명의 정의란 무엇일까요?

기대수명에서 질병이나 부상으로 활동하지 못한 기간, 즉 유병 기간을 뺀 기간으로 단순히 얼마나 오래 사는가가 아니라 얼마나 건강하게 오래 사는 가를 나타내는 지표이지요.

여기서 다시 기대수명은 무엇일까요?

0세 출생아가 앞으로 생존할 수 있을 것으로 예상하는 기대되는 평균 생존 연수, 즉 살아있는 기간을 의미해요.

국민건강증진종합계획에 대한 2024년 기대수명 분석에 따르면, 남성은 82.6세, 여성은 87.7세, 합쳐서 전체 평균은 85.2세를 일단은 기대되는 생존 연수로 고려되고 있어요.

생각보다 기대수명이 길다 보니 100세 시대~100세 시대~라고 하나 봅니다.

그러나 사람들이 이렇게 오래 살 것으로 기대하는 데, 병원에서 오래 살면 아무 의미가 없고, 국가적이든 개인적이든 관련 의료비와 복지는 어떻게 감당하겠습니까?

그래서 정책적으로도 제5차 국민건강증진종합계획을 발표하고, 의미심장하게 2030년까지 국민 건강수명을 73.3세로 연장하겠다는 정책목표가 제시되고, 최대한 우리 국민들이 건강하게 오래 사시도록 지원하겠다는 의지가 강한 실정이지요.

2018년 기준, 우리나라 국민의 기대수명은 82.7세인데, 그에 반해서 건강수명은 70.4세로 나타난다고 합니다.

기대수명에서 건강수명 빼기 계산을 해보면, 약 12년 정도 차이가 나네요.

병원 외래진료를 하거나, 또는 입원해서 질병과 함께 12년을 살아간다고 생각하니 아주 무거운 마음이 드네요.

우리 모두 실천력을 강화하여 기대수명과 건강수명의 틈을 좁힐 수 있도록 노력해야겠습니다.

그 첫 번째 단추가 '삼시세끼의 기적' 영양 관리입니다.

과학적이고 의학적 사고를 근거로 '내 몸을 위한 똑똑한 선택'에 모두 관심이 많습니다. 하지만 누구나 알고 있지만, 전공분야가 아닌 이상 누구도 제대로 이해하지 못하는 영양학인 거 같습니다.

그저 잘 먹는 것을 영양관리라고 오해하시지요.

헷갈리는 정보를 정리해드리고, 쏟아지는 영양 콘텐츠 속에서 영양학을 사랑하는 영양학자 입장에서 꼭 필요한 지식만 쏙쏙 뽑아드리고자 글을 적어보았습니다.

삼시세끼의 생활 속 과학을 더 건강하고 재미있게 이야기 하고 매일 한스푼의 영양상식을 쌓아간다면 조금이라도 더 건강해지시리라 확신합니다.

이 책을 천천히 꼭꼭 씹어 드시길 바랍니다.

이제, 몸과 마음이 더 건강해지는 재미있는 영양이야기 속으로 깊고 맛있게 시작해 볼까요?

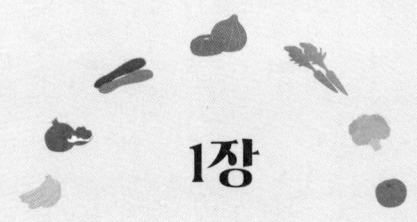

1장

면역과 영양관리

"건강수명 연장의 시대"

01

건강 장수 vs. 병든 장수

병든 장수라니, 단어만 생각해도 슬픈 어감입니다.

우리는 일본과 스위스에 이어 기대수명이 긴 나라에 속해요.

이렇게 영양교육도 지원하고 SNS에 각종 영양과 건강 지식에 높은 관심을 가지는 상황을 보면 그 노력의 결실이 당연할 수도 있습니다.

그러나 통계에 따르면 우리나라 80세 이상은 95%가 만성질환자로 비감염성 질환을 앓고 있는 것으로 확인이 되고, 노인의 21.1%는 우울증을 앓고, 월평균 2.4회 병원을 방문한다고 합니다.

통계가 이상한 거 아닌가? 순간 의심도 합니다. 2주에 한번 진료하고 약을 받는 노인분들이 대부분이라는 것이죠.

따라서 노인의 의료비 지출은 2023년 평균 1인당 516만 원이었고, 나라 전체로 보면 진료비 총액은 이미 100조를 넘어섰다고 합니다.

건강하게 오래오래 사세요는 당연한 축복이지만, 건강하지 못한 병든 상황에서 장수를 이어가는 것은 수명만 유지하는 삶일 수 있고, 이는 오랜 세월 나의 습관이 나의 몸을 만든 결과이고, 특히 식습관과 건강은 떼려야 뗄 수 없는 인과관계가 되는 것입니다.

사람들이 자기 계발, 주식, 부동산 등 재테크에는 열광하면서 건강이야기를 하면 듣기 싫어하고 답답해하시기도 합니다. (싫지만 들으셔야죠.)

증권회사와 컵라면을 협업해서 라면을 먹으면서 증권 상품 QR 확인하는 마케팅 전략도 큰 인기를 얻었죠.

이렇게 돈이 일등이고 건강이 뒷전이니, 어느 SNS에서는 건강 재테크를 하라며 20억에 비유하기도 합니다.

노년의 24시간 간병인 비용이 월 500~600만 원이라고 하네요. 일년 12개월이니 6천만 원입니다.

20년을 병상에 있다고 하면, 12억이 되나요? 그 SNS에서는 노년기를 30년으로 예상하셨는지 계산을 18억 얼마라고 과장을 합니다.

30년 동안 24시간 간병받으면서 병상에만 계신다? 아. 생각만 해도 너무 마음이 아픈 모습이 상상되네요. 우리 모두 그렇게 되지 않아야겠죠?

아무튼 핵심은 간병비용이 그만큼 비싸다! 라는 점입니다.

건강관리만 잘해서 노년에 병원 신세만 없어도 큰돈을 아끼고 삶의 질이 높아진다는 점은 부인할 수 없는 사실입니다.

You are what you eat

감염성질환은 어쩔 수 없겠지만, 비감염성 질환은 식생활과 매우 밀접한 관계가 있습니다.

건강수명과 기대수명을 차이를 인지하고, 이제부터 건강 재테크를 시작해보는 건 어떨까요?

02

온 국민이 건강한 세상을 응원합니다

"모든 사람이 평생 건강을 누리는 사회"
보건복지부의 국민건강증진종합계획 2030에 따른 비전입니다.

출생부터 노년까지 전 생애주기에 걸친 건강권을 보장하고 정부를 포함한 사회 전체를 포괄하는 의미로 평생 건강을 누리는 사회를 목표로 합니다.

건강수명은 2018년에 70.4세로 확인되었는데, 앞으로 2030년까지 73.3세로 소폭 상향조정을 목표로 합니다.

소득과 지역 간 건강 형평성을 확보하고 소득 수준 및 지역 수준에 따른 건강 격차를 낮추려고 노력합니다.

정부의 적극적인 노력과 다양한 정책활동이 지역의 보건소, 병원으로 반영되고 학계에서도 활발하게 연구사업이 진행되어 보다 과학적이고 합리적인 건강 및 영양 관리 정책을 기대해봅니다.

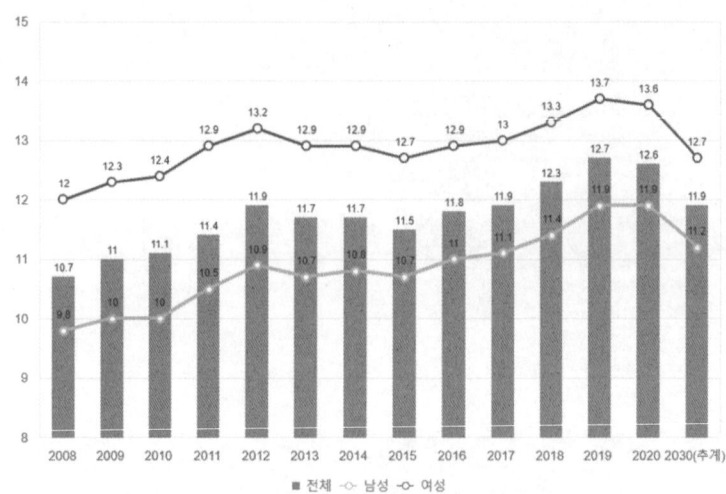

건강수명과 기대수명의 격차 (국민건강증진종합계획 2030)

기대수명과 건강수명의 격차는 2030까지 감소시키려고 노력할 태세인데,

과연! 우리 모두 건강수명과 기대수명이 같아지는 미래를 그려보고 싶습니다.

영양 및 건강관리는 그 노력의 첫 단추가 될 것입니다!

03

건강관리의 첫 단추는 식습관

하버드 출신 의사인 새라 고트프리드는 신체나이 10년을 되돌리는 리셋프로그램으로 건강수명을 늘리는 7주 혁명을 주장합니다.

우리 몸 노화를 가속하는 핵심 5가지 인자(근육, 뇌, 호르몬, 장, 독성지방)를 제어하기 위한 1년에 7주를 투자하는 개선책의 일환이지요.

그 시작의 첫 번째가 음식 조절입니다.

1주는 음식 조절을 시작하면서 쉽게 말하면 독소 제거를 인체가 선언하는 것이지요. 내가 먹는 음식이 결국 세포를 형성하고 유전자 조절에 영향을 주고, 노화의 패러다임에서 조금이나마 벗어나는 해결책을 안겨준다는 논리입니다. 당연히 맞는 말씀이지요.

노화는 피할 수 없겠지만, 현명한 지식이 지혜로운 습관으로 형성하여 내 몸을 구성하는 모든 것을 바꿀 수 있습니다.

우리를 노화로 이끄는 불필요한 가속도를 없애서 궁극적으로는 노화를 천천히 진행하도록 하며, 우리는 더 천천히 늙으며 여생을 건강하게 보내는 것이 결국은 건강수명 연장을 의미하는 것이죠.

음식으로 인한 나비효과를 도미노 그림을 그려봤습니다.

올바른 식생활 습관은 바람직한 음식 섭취로 인한 몸의 정화를 알립니다. 그러면서 당연히 장이 건강해지고 장내미생물 환경이 개선되면 장에서 발현되는 세로토닌과 같은 행복 호르몬이 증가하겠고, 이는 장과 뇌로 이어지는 신경망에 영향을 주어 스트레스가 진정되고 밤에 잠도 잘 자는 긍정적인 효과로 이어지지요.

잠에 잘 자고 기상하면 아침에 몸이 얼마나 개운합니까?

이완되는 휴식을 경험하면 나쁜 생각을 하려야 할 수가 없고 세상이 아름답습니다. 그러면서 산책한 바퀴하고 무거운 것도 들어보고 근육 운동할 힘도 나고 땀도 나고 신선한 수분도 보충하면서 독소 배출도 되고 여하튼 도미노 같은 나비효과는 엄청납니다.

결국은 내가 먹는 음식, 나의 평소 식습관으로 인해서 내 인생이 달라질 수가 있다는 점이 핵심입니다.

제가 이야기하고 싶은 핵심이 이 그림 한 장으로 모두 확인이 되기에 여기까지 책을 읽으시면 덮으셔도 됩니다.

수업 시작하기 전에 시험지 답안지부터 말씀드린 셈이지요.

그러나 세부적인 사항과 어디 가서 나도 설명 좀 해야겠다 싶으면 교양으로 제 책을 끝까지 완독하시면, 그래도 평생 음식을 먹고 마시고 사랑하며 살아가면서 내 몸에 대한 기본 지식은 배양하고 지혜롭게 사실 수 있을 것으로 조심스레 의견을 드립니다.

핵심을 이해해주서서 일단 감사합니다.

수면　운동

음식　이완　독소배출

스트레스 진정　긍정 생각

건강수명을 늘리는 시작의 도미노

04

음식이 곧 나를 이룹니다.
영양 후성유전학(Nutritional Epigenetics)

우리는 물려받은 유전자대로 조금의 변경이나 개선 없이 그대로 순응하고 살아가야만 할까요?

다행히도 이런 상식을 가볍게 뛰어넘는 증명이 최근에 많이 밝혀지고 있습니다. 생활 습관(특히 식생활이겠죠?)과 살아가는 환경과 같은 후천적인 요인이 생체 내 단백질의 화학적 변화를 유발하여 궁극적으로 인체에 영향을 주고 이는 후손에게도 유전이 될 수 있다는 사실이 연구 결과로도 확인되는 것이죠.

즉 어떻게 먹고 마시고 살아가는지 생활방식의 습관에 의해서 나의 유전자 작동 방식이 영향을 받고, 결국은 후손에게도 영향을 준다는 논리입니다.

운명이 무조건 결정되지 않는다고 하지 얼마나 다행이라고 생각해야 하지 않을까요?

후성유전학은 Epigenetics라고 하며, 환경이 DNA에 어떤 영향을 주는지 연구하는 학문입니다.

우리 몸에 있는 유전자 (DNA) 구조는 변하지 않겠지만, 그 유전자를 이용하여 각종 단백질 등을 만드는 "유전자 발현 (expression)"은 지속적인 외부환경과의 교류를 통하여 변하고, 심지어 그 변화가 다음 세대로까지 이어질 수 있다는 사실을 연구하는 학문이 바로 후생 유전학입니다.

그럼 눈치를 채셨죠?

왜 앞에 '영양'이 붙었을까요? 바로 환경, 즉 영양 섭취, 식생활, 식사, 음식 이 모든 '영양'에 대한 독립변수가 결국 종속변수인 유전 DNA에 영향을 미치는 것을 연구하는 학문이 되겠습니다.

음식이 나를 이룬다는 격언이 딱 맞는 말입니다.

이미 시사잡지 타임지에서도 '너의 DNA는 (더는) 너의 운명이 아니다'라고 꼬집고 있네요.

부모가 같은 '쌍둥이 연구'에서도 같은 DNA에서 발현되는 표현형이 다르고, 환경적인 요소(식이요법, 스트레스, 생활 습관 등)가 유전자 발현에 영향을 끼친다는 점은 이미 널리 알려진 사실입니다. (Ribel-Madsen, Rasmus, et al. "Genome-wide analysis of DNA methylation differences in muscle and fat from monozygotic twins discordant for type 2 diabetes." PloS one 7.12 (2012): e51302.)

그저 질환에 대한 가족력이나 유전을 탓하며 건강관리에 무심한 채 난 이미 틀렸어! 라고 한탄할 문제가 절 때 아닌 것입니다.

일단 우리가 모두 개선이 가능한 가능성이 확인되었으니, 열심히 한 번 살아봅시다.

이 연구는 일란성 쌍둥이 임에도 "제2형 당뇨병"이 나타난 그룹과 그렇지 않은 그룹을 비교 분석한 것으로, 당연하게도 "유전자"는 모두 같았고, 성별, 나이도 같았지만, 유전자의 발현에 영향을 주는 일부 장소의 DNA 메틸화 정도 (DNA Methylation) 에 차이가 있었다고 합니다.

즉 유전자 자체보다 지속적인 환경의 영향으로 그 유전자가 얼마나, 어떻게, 언제 발현되는지 그 스위치에 영향을 받게 된다는 것이죠.

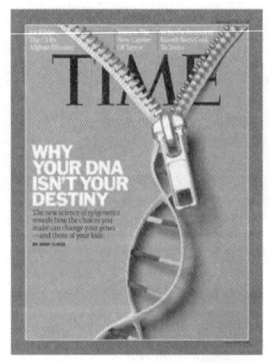 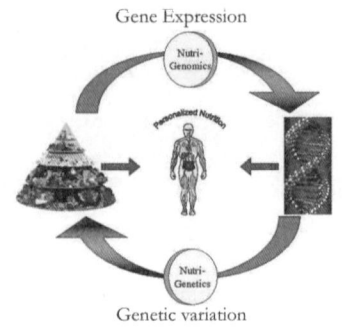

Nutrigenomics and Nutrigenetics
(출처 : 타임지, Mutch D, et al. (2005) FASEB Journal 19:1602-1616.)

자, 이제 기지개를 켜고 바로 앉아서 책에 좀 더 집중해볼까요? 어려운 이야기를 살짝 시작할 건데, 이해하면 그리 어렵지는 않아요. (시험을 치듯 외울 필요는 없으니깐요)

아래 그림은 영양학에서 너무 유명하고 중요한 도식표에요. 우리 몸에는 호모시스테인이라는 물질이 있어요.

호모시스테인은 메티오닌의 대사 중에 생성되는 황을 포함하는 아미노산 중의 하나인데, 여러 연구에서 고 호모시스테인 혈중이 동맥경화의 독립적인 위험인자임은 이미 널리 알려져 있고, 심혈관질환과 골다공증, 뇌졸중, 우울증, 인지장애, 치매 등 원인 물질로 확인되는 바입니다.

호모시스테인이라는 나쁜 물질이 메티오닌으로 전환되어야 하는데, 이 반응은 메티오닌 합성효소에 의해 일어나며 비타민B12가 조효소(도와주는 효소)로 필요한 것입니다.

이 비타민B12를 돕는 물질은 바로 엽산이 되는데, 엽산이 부족하면 비타민B12 부족 증상인 '거대적아구성빈혈'이 발생하는 논리랑도 이어지지요. 호모시스테인으로부터 합성된 메티오닌은 체내 여러 대사에 메틸기를 제공해주는 중요물질이 되고, 이는 결국 영양 후성유전학에서 얘기하는 유전체에도 영향을 주는 환경요소의 핵심이 되는 것입니다.

엽산이 풍부한 식품이 무엇이죠? 각종 채소, 바로 녹색 잎채소입니다.

비타민B12는 육류단백질에 많이 함유합니다. 결국은 골고루 건강하게 잘 먹자는 영양학의 기본과 맥을 함께 하는 것입니다.

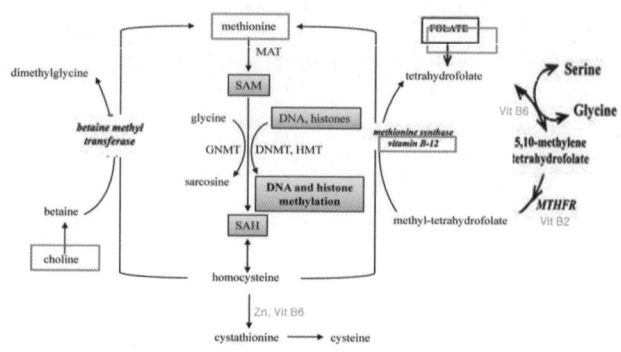

SAM: S-adenosyl methionine
MTHFR: methylene tetrahydrofolate reductase

호모시스테인의 메티오닌으로 전환에 대한 엽산과 비타민B12의 역할

05

최신의 영양학

　어제의 영양학은 일반적인 식사에 초점을 맞추어서 단편적인 탄수화물, 단백질, 지방 등이 풍부한 식품을 설명하거나 나열하는 정도였습니다.

　오늘의 영양학은 기능적인 측면을 강조하고 예를 들어 요즘 방송에서 인기 있는 카무트쌀, GLP-1호르몬, 유산균 등 보다 심화 영양소의 기능을 대중들도 이해하는 추세에 맞춰서 기능성을 강조하고 있습니다.

　항산화 및 항암효과 등 그런 용어들이 우리가 이제는 낯설지가 않은 거죠.

　자 그럼 앞으로 미래의 영양학의 시대는 어떨까요? 개인 맞춤형 관리의 시대입니다.

　모두가 똑같을 수 없고, 타고난 유전자도 다르고 처해있는 환경도 매우 다릅니다.

　영양전문가와 지속적인 소통과 상호를 통해서 관리가 이루어지는 영양의 시대로 진입합니다.

　식사에 대해서도 개인 맞춤형 식사를 조절할 수 있어야 하며, 즉

SNS에서 누가 이거 먹으니 살이 빠져요! 좋아요! 이런 현혹에 이제는 집중하지 않아도 되는 겁니다.

나의 BMI와 나이, 그리고 근육량 등을 스스로 체크하고 전문적인 상담을 통해 나의 바디에 맞춰서 내 몸의 주인 노릇을 하는 것이 더욱 중요한 것입니다.

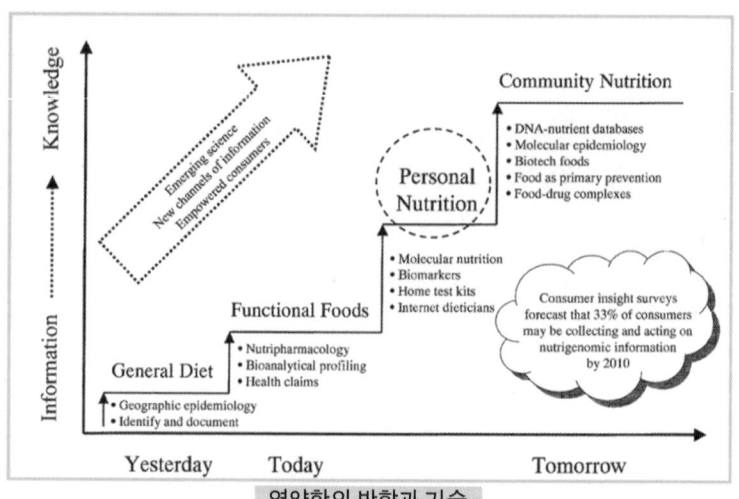

영양학의 방향과 기술

(출처 : THE AMERICAN DIETETIC ASSOCIATION (2003) , S50-55)

궁극적으로 이렇게 귀찮고 힘든 영양 관리이지만, 영양을 충실히 실천하는 식생활을 잘 다스리는 시기를 늘려서, 질병이 걸려 아파하는 시기를 최대한 뒤로 미뤄보는 것이 우리의 목표입니다.

질병도 하나만 오나요?

잘못된 식습관으로 당뇨병이 찾아오면 기력이 쇠약하고 전보다 힘도 없고 운동도 못 해서 살이 찌면 비만으로 향하고, 지방 대사 문제로 심혈관질환(고혈압, 고지혈증 등)으로 이어지고, 악순환으로 당뇨가 심해지면 합병증으로 망막, 신장 등 다른 장기도 문제가 생기는 것이죠.

비감염성 질환의 유병을 최대한 늦은 연령으로 미루고 젊은 시절의 건강을 지속적으로 유지해나가는 것이 개인을 위해서 가족을 위해서 국가를 위해서 최선의 행복한 복지가 될 것입니다.

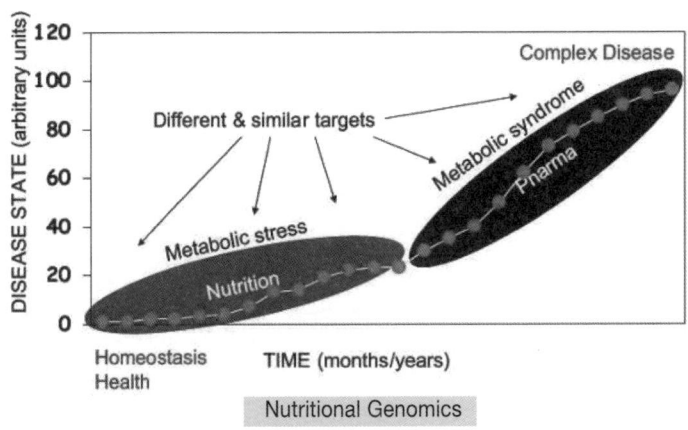

(출처 : http://nutrigenomics.ucdavis.edu/pressarticles.htm, J Am Diet Assoc. 2006;106:569-576.)

06

세포! 생명의 소우주

우리 몸은 100조개의 세포로 이루어진다고도 하고, 누구는 1000조 개이상이라고도 합니다.

사실은 정확히 알 수 없다가 정답입니다.

세포 하나하나가 우리 몸 전체를 구성하여 우리의 육체가 완성되는 것은 변함없는 사실입니다. 세포는 인지질 이중층으로 둘러싸여 있고, 단백질과 탄수화물, 지질이 내장되어 있습니다.

세포의 중심에는 핵이 있는데, 이 핵 안에 DNA가 있어서 유전형질에 영향을 주고 이어갑니다.

그리고 세포 안에는 '미토콘드리아'라는 물질이 있습니다.

영양과 건강에 관심이 있고, 앞으로 평생 관리하실 의향과 의지가 있다면 '미토콘드리아'는 꼭 알고 기억하셔야 합니다.

미토콘드리아는 세포가 사용하는 대부분의 에너지, 즉 ATP를 생산하는 세포 내 소기관입니다. 에너지를 생산하고 있으면 그 부가적으로 배설물들도 나오겠죠?

대표적으로 '활성산소'입니다. 우리 몸의 염증을 유발하고 독소로 작용한다고 널리 알려져 있는데, 세포의 정상적인 대사과정이니 너무 겁먹지 마시고, 그러면 이런 배설물 독소도 잘 청소해주는 신선하고 맑은 음식을 먹어야겠구나 하고 일단 생각하시면 됩니다.

'음식으로 고칠 수 없는 병은 약으로도 고칠 수 없다'는 명언은 의학의 아버지 히포크라테스가 한 말로 너무 유명하지요.

그리고 그분이 한마디 더 하셨습니다.

'스스로가 자신의 의사가 되지 않는다면 당신은 바보다'라고요. 영양의 중요성을 강조하는 명언은 제조 사례가 많네요.

'You are what you eat' 혹시 들어보셨나요?

저는 식품영양학과에 입학하고 20살, 대학교 1학년 첫 수업시간에 교수님이 '음식이 곧 나다'라는 문장을 강의실 칠판에 판서하시고 그만큼 음식이 중요하고 내가 먹는 것들이 결국은 나를 이룬다는 핵심을 알려주신 장면이 아직도 생생한 기억입니다.

영양학의 핵심은 바로 이 문장에 다 들어 있네요. 음식이 곧 나를 이룬다는 점은 다시 말해 음식을 잘 섭취하면 깨끗하고 예쁜 나를 충분히 가꿔갈 수 있다는 희망도 내포하는 의미입니다.

운명에 무조건 수용되는 것이 아니라, 우리의 의지로 그것도 삼시세끼 매일 먹는 음식만 잘 신경 쓰면 건강해진다는데 의외로 관리하기가 쉬운 인과관계 아닐까요?

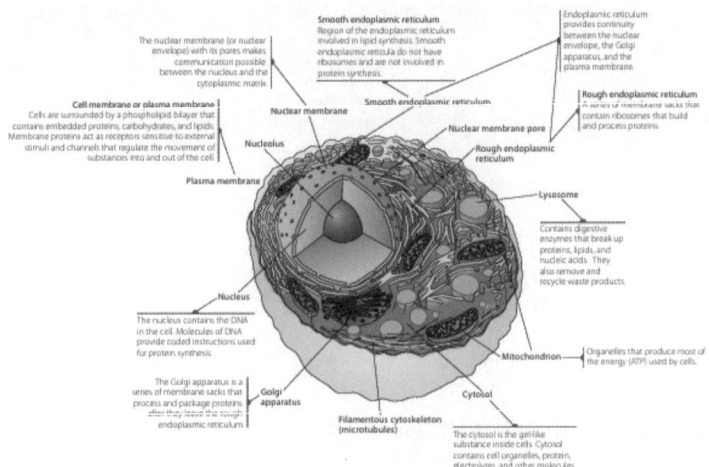

세포의 3차원 묘사

(출처: Beerman/McGuire, Nutritional Sciences, 1/e. © Cengage Learning.)

07

면역이 무엇인가요?

면역이 왜 필요할까요? 아, 첫 단계부터 의문을 갖자면 면역은 무엇인가요? 면역은 외부물질로부터 우리 몸을 방어하는 현상이죠.

즉 몸으로 들어오는 바이러스와 세균의 방어수단이 면역체계가 됩니다.

우리에게 외부 적들이 온다는 점이 이상하게 느껴집니다.

오늘도 평안히 차 마시고 명상하며 지내는 나에게 무슨 외부 적이라니 하실 수 있겠지요. 놀랍게도 우리 몸은 매순간 외부의 적들과 전쟁하고 있습니다.

그 최전방을 지키는 방어벽이 피부와 점막입니다. 이 피부와 점막, 즉 표면이 끈끈하고 미끄러운 아주 민감한 조직에 상처 나는 것으로 세균과 바이러스가 침투했음을 그들이 승리할 수 있음을 알려주는 것입니다.

면역에는 선천적인 면역과 후천적인 면역으로 구분이 됩니다.

선천적인 면역은 말 그대로 타고나는 것이죠. 몸에 이물질이 들어오면 즉시 가동되는 아파트의 경비아저씨 같은 고마운 존재입니다.

누가 이상한 사람이 공동현관에 있다?

우리 집 초인종을 누르면 일단 관리실에 연락해서 비상 보안을 마련할 수 있는 것이죠.

그럼 후천적인 면역은 무엇일까요?

이런 얘기하면 예전에는 머리 아프다 알고 싶지 않다는 분들도 계셨는데 요즘은 코로나19시대이후로 면역에 관심이 높습니다.

후천적인 면역은 예방접종을 생각하시면 됩니다.

타고난 면역은 아니지만 항원을 기억하고 항체를 만들어서 방어하고 싸울 수 있도록 훈련을 시켜주는 것이죠.

후천적인 면역은 특수 명령체계를 따르는 것입니다. 해병대나 특수 훈련조직을 상상하면 딱 입니다.

예전에는 천연두, 수두 등 질환도 영유아에게는 매우 심각한 상황으로 이어지게 했는데, 요즘은 아이들이 예방접종을 잘 진행하니 건강하게 잘 자라는 확률이 옛날에 비해 매우 높아졌습니다.

감염성질환에 대한 특수한 상황에 우리 몸이 위급해지지 않도록 미리 훈련하고 대응하는 것이죠. 과학과 의학의 발전이 얼마나 다행인지요.

08

림프계와 면역계

림프계는 림프관과 림프조직으로 구성되어요. 림프조직은 흉선, 비장, 소장, 충수, 골수 등이 있습니다. 그림을 보면서 이해해볼까요?

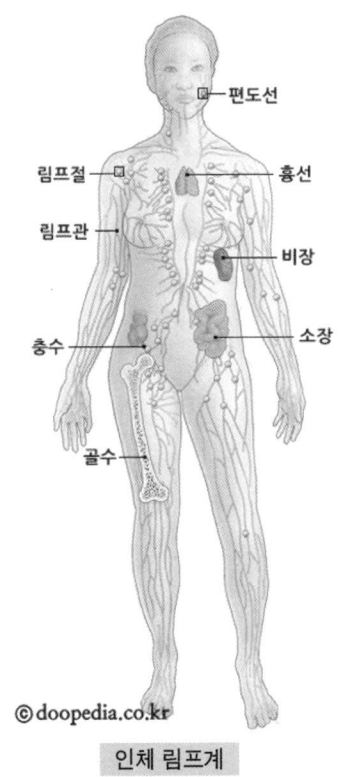

인체 림프계

림프관 사이사이의 강낭콩모양으로 생긴 것이 림프절이고, 림프절 속에는 많은 림프구들이 있어서 외부에서 침입한 병균으로 우리 몸을 방어하는 역할을 합니다.

2차 면역기관으로 세포에서 나오는 노폐물을 청소하고 각종 세균과 싸우는 우리 몸의 파수꾼이지요.

세포가 내놓은 폐기물, 바이러스, 백혈구 등 일부를 림프관으로 빨아들여 이동하고, 몸 전체를 이동하는 도중에 감염이 일어날 수 있으니 중간에 폐기물을 모아 전처리도 하는 곳이 바로 림프절입니다. 얼마나 신비롭고 똑똑한 인체시스템인지요?

이렇게 혈액의 찌꺼기를 열심히 대정맥으로 돌려보내며 온 몸을 순환하고 있는 림프계와 면역계 시스템을 몸의 주인으로써 이해할 의무가 있겠습니다.

09

잘 먹으면 면역력이 좋아지나요?

자, 주인이 제대로 식사도 못하고 체력도 힘들고 지치고, 스트레스 상황에서 마음도 불면하면, 내 몸은 어떻게 반응을 할까요?

일단 미(未)병의 상태가 됩니다.

未'아닐 미'는 ~아니다, 아직 ~하지 못하다는 의미입니다. 질병이 아직은 (심각하지는) 아니한 상태로 시작이 되는 것이죠.

미병은 생활리듬이 깨지거나 스트레스를 받고 식사도 제때 못하고 운동을 하지 않는 틈을 타서 우리 몸에 나타나는 '불편한 증상'입니다.

흔히 두통, 구내염, 소화불량, 설사, 안구건조, 불면증 등의 반응으로 몸의 주인이 눈치 좀 챙기시도록 살짝 나타나는 것이죠.

그럼 아프니깐 우리는 바로 병원으로 가야할까요?

이제는 의학에서도 인정합니다. 소염제와 진통제, 항생제가 진짜 치유는 아닌 것을요.

우리 몸의 세포들이 진정한 영양소가 부족하다고 생활습관을 좀 바꾸라고 아우성하는 소리를 잘 들어야하는 것입니다.

영양소의 균형 있는 섭취와 바른 생활습관 균형을 다시 한 번 강조하겠습니다.

이런 미병의 상황이 반복되면 질병에 대한 저항력이 약해지고 잔병치레가 많아져서 회복속도도 많이 늦어집니다.

원인이 다양하겠으나, 영양섭취가 부족해서 생길 확률이 높은 것이죠.

아니 요즘 같은 세상에 6.25시절도 아니고 밥을 못 먹냐고 반문하시기도 합니다.

밥만 잘 드신다고 영양을 골고루 섭취한 것이 아닙니다. 다량 및 소량 비타민과 무기질까지 염두에 둔 충분한 채소와 불포화지방산, 적절한 양과 질의 단백질 등이 모두 고려되어야 하는 식사가 진정한 영양공급이 되는 것입니다.

우리 세포들의 아우성, 꼭 기억하세요.

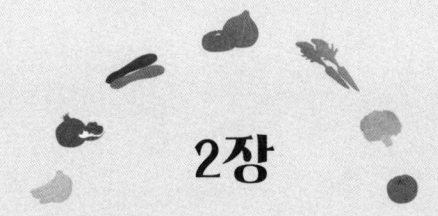

2장

장 건강과 영양관리

01

All about your Gut

 장은 뇌와 연결되어 있다는 사실 알고 계신가요? 그래서 별명이 '제2의 뇌'라고 합니다.

 장을 깨우면, 장만 깨우치면 우리의 건강이 보이는 것입니다.

 장을 이롭게 하는 다시 말해서, 장을 편안하게 하는 식습관은 장내 환경을 좋게 만들어 면역력을 높이고, 두뇌발달과 정서안정에도 도움을 줍니다.

 자, 이렇게 소중한 장이니 장의 상태만 주기적으로 확인해도 스스로가 건강한 지 여부를 매일 체크하실 수 있습니다.

 체크 한번 하고 장 건강과 영양관리 이야기를 알아볼까요?

〈장 건강 자가 체크리스트〉

- ☐ 일주일에 3번 이상 변을 보지 못한 적이 있다
- ☐ 변을 보기 위해 변기에 20분 이상 앉아 있다
- ☐ 변을 봐도 시원한 느낌이 없다
- ☐ 설사 또는 무른 변을 하루에 3번 이상 본다
- ☐ 대변 색깔이 검거나 선홍색이다
- ☐ 대변에 피가 묻어 나온다
- ☐ 식사를 하면 속이 더부룩하고 소화가 잘 되지 않는다
- ☐ 배가 불편하고 복통이 자주 있다
- ☐ 비만이다.
- ☐ 패스트푸드나 야식을 주 3회 이상 먹는다
- ☐ 채소보다 고기를 좋아하고 달고 짠 음식을 좋아한다
- ☐ 1주일에 한 번도 땀을 흘릴 만큼 운동을 하지 않는다

**0-2개 : 장이 깨끗합니다.
**3-5개 : 장을 돌볼 필요가 있습니다.
**6-12개 : 장 건강에 대해 병원 상담이 필요합니다.

02

우리 몸 속의 튜브관이 있다고요?

입술을 지나 입안, 식도, 위, 십이지장, 소장, 대장으로 이어지는 하나의 관이 우리 몸을 횡단합니다.

이는 중간에 잘림이 없는(잘려서는 안 되는) 긴 튜브관인 것입니다.

이는 결국 한 군데에서 장애가 생기면 다음 단계에도 영향을 주고받는 점이 예상이 되네요.

음식 섭취 후 입에서 저작 작용을 하면 침과 함께 섞입니다. 이 과정에서 오직 탄수화물만 침의 소화액 아밀라아제에 의해 분해되어 갑니다.

잘게 잘 분해된 음식물을 식도로 곱게 넘기기 위해 어려서부터 꼭꼭 씹어 먹어요. 천천히 드세요.

이런 사랑이 가득 담긴 잔소리를 들었나 봅니다.

하지만 바쁜 현대인들에게 15분 알람을 두고 (혼자)식사를 하라고 하면 쉽지 않습니다. 대충 씹고 후루룩 마시는 먹방이 자랑이 된 세상이니 실로 안타까울 따름입니다.

아무튼 잘게 분해된 음식물이 식도를 통해 위장으로 가면 식초보다 ph가 낮은 위산을 만나게 되지요.

위산, 펩신, 뮤신 등이 분비되어 살균작용과 단백질 분해를 해내면, 비로소 십이지장으로 음식물이 넘어가면서 3대영양소, 즉 탄수화물, 단백질, 지방 모두 소화될 수 있는 효소들이 췌장액에서 분비되기 시작합니다. 지방이 최초로 십이지장에서 담즙 산에 의해 분해되기 시작한다는 점을 기억해주세요.

이 담즙은 담낭에 저장되죠.

그 저장된 담낭은 누가 생성했나요. 간입니다.

간은 소장에서 흡수된 지질이 간을 통해 온몸을 순환하고 콜레스테롤을 생성하고 담즙을 생성하고 분비합니다. 이처럼 간은 소화에서 최중심의 역할에 있습니다.

이렇게 잘 분해된 영양소들은 소장으로 흘러가고, 이제 무슨 단계만 남았을까요?

먹고 분해했으니, 세포들이 이용하도록 흡수를 시켜야 겠지요?

소장은 영양분의 소화와 흡수의 주역인 것입니다.

그리고 소화되지 않고 제거될 물질들은 대장으로 내려가고 대장에서 수분이 흡수되고 일부 영양소(비타민K 등) 흡수를 거쳐 배변으로 배설되는 하나의 긴 과정인 것입니다.

03

마음 편한 사람과 식사하고 싶습니다.

　우리 지난 세월 살아오면서 1번은 마음 불편한 식사를 해본 경험이 있으시지요?
　1번이상이라는 분도 계실 겁니다.
　또는 중요한 시험이나 회의 등 상황을 앞두고 긴장한 상태의 식사는 꼭 체하기 마련이지요.
　맞습니다. 위와 장은 우리 뇌와 신경이 촘촘하게 연결되어 있기 때문이지요.
　음식물이 들어오면 위에서 쿵짝쿵짝 연동운동을 하면서 잘 섞이게 하고 소화효소가 분비되어 분해되어야 하는데, 잔뜩 긴장을 하고 있으면 소화기관들이 전혀 말을 듣지 않거나 딴청을 하는 상황이 되는 것입니다.
　소화기관인 위장 관에는 부교감신경과 교감신경이 풍부하게 분포하고 있습니다. 부교감신경은 클래식 음악을 듣고 명상을 하는 편안한 상태를 생각하시면 되어요.
　맞아요. 마음이 편안해지니 소화 및 흡수를 촉진 시켜주는 것이 부교감신경작용입니다.

반대로 교감신경은 어떤가요? 점액 분비정도를 조절하고 위장관 운동을 감소시켜 버립니다.

장 운동을 통해 음식물이 섞이고 분해되고 대장까지 잘 내려가서 시원하고 배변되어야 할 텐데 운동이 안 되는 상황은 정체된 고속도로를 연상하게 하네요.

위장 관으로 혈류유입을 감소시키면 소화도 흡수도 어려운 상황으로 악순환의 고리에 빠지고 결국은 소화불량으로 응급조치가 요구되는 상황이 되는 것입니다.

마음 편한 사람이 되는 것, 사람들이 같이 식사하고 싶은 편하고 유쾌한 사람이 되는 것도 건강수명을 늘리고 행복하게 살아가는 영양관리의 중요한 일환입니다.

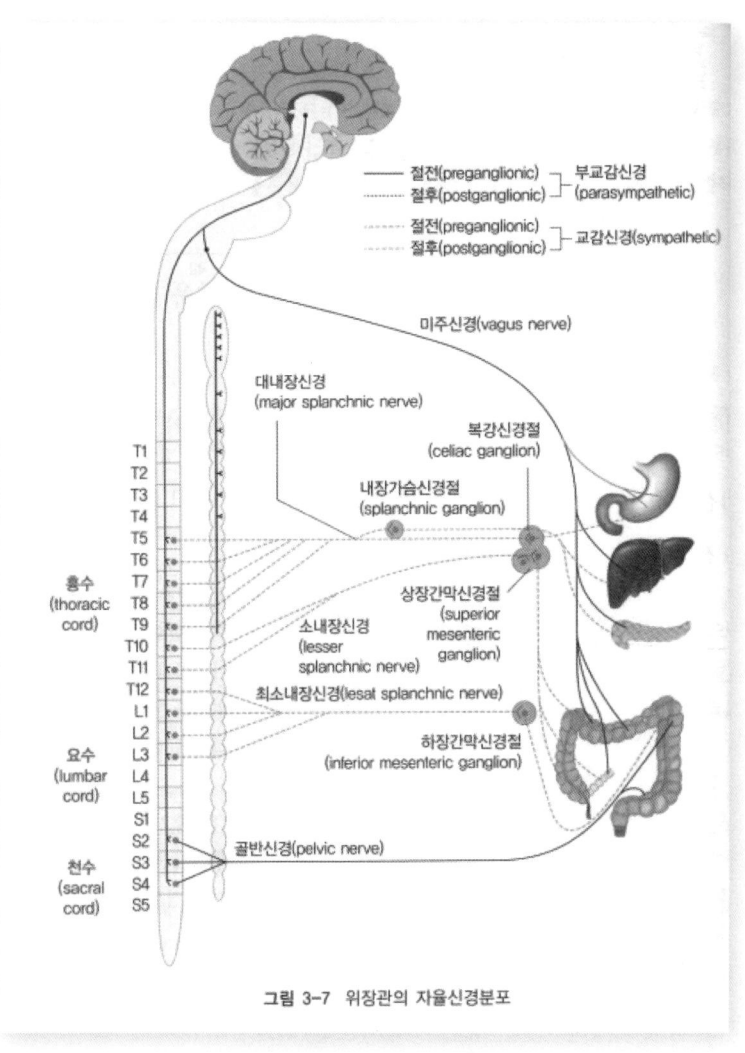

그림 3-7 위장관의 자율신경분포

위장관의 자율신경분포
(출처 : 임상영양치료를 위한 병태생리학)

04

내 뱃 속의 그 녀석들
(장내 미생물)

   우리 몸에는 100조개 이상의 세균 및 박테리아와 그 10배의 바이러스가 공생하고 있습니다. 위장관에는 영양분 소화와 이용에 참여하는 수천 아니 수조개의 미생물이 존재합니다.

   (너무 많으니 정확한 수는 알 수 없고, 수가 중요하지 않습니다.)

   마이크로바이옴(microbiome)은 장내세균을 비롯한 인체 내의 모든 미생물을 의미하는 것입니다. 질병발생에 대해 인간의 유전자는 10%만 작용을 하고 거의 90%는 환경의 영향을 받는 다고 합니다. 이는 앞서 언급한 영양후성유전학에서도 확인되었지요. 이런 환경영향에서 대부분을 차지하는 것은 매 끼니의 식사습관일 테지요.

   마이크로바이옴은 장내 미생물군이라고 통상적으로 의미되며, 장에서 인체 소화효소로 소화되지 못하는 특정 당분이나 녹말, 섬유질을 분해하는 효소를 함유하기에 이를 소화시켜 영양분이 잘 흡수되게 돕습니다.

   장내미생물군은 장과 상호작용하면서 면역체계를 조절하고 인체 대사에도 관여하는 것입니다. 이런 장내 미생물군이 각종 대사성 질환과 장애, 비만 발병과 연관이 있다는 점은 부인할 수 없는 사실입니다.

장기간의 생활 및 식습관은 장내 미생물군 환경으로 이어지고 과체중 또는 비만인 경우, 장내미생물총이 나쁘게 변화되어 각종 미병과 질병을 유발합니다.

변화된 미생물군으로 인해 발생하는 확실한 변화는 소화되지 않은 탄수화물을 발효하고 단쇄지방산을 생산하는 능력이 변화되는 점입니다. (이는 뒷부분에 자세히 설명)

단백질과 동물성 지방이 풍부한 식단을 섭취하는 사람과 고식이섬유질 식단을 섭취하는 사람은 장내 미생물군이 다를 수밖에 없습니다.

풍부한 식이섬유 식단 섭취는 장내미생물군도 단쇄지방산으로서 최대 에너지를 얻기 위해 이러한 섬유질을 발효시키는데 적응되어 갑니다. 장내 미생물군과 식이, 비만의 상호관계는 인체를 대상으로 하는 연구라서 과정은 어렵지만 그 결과는 공통적으로 밝혀지고 있습니다.

개인의 식단이 장내 미생물군을 구성하는 결정적인 최고의 강력 요인이며, 이로 인해 변경된 장내미생물군의 프로필은 비만 및 질병과 연관이 있다는 점입니다.

05

박쥐같은 중간균

장내미생물군의 종류는 무려 3만 가지가 되고, 그 무게는 1.5kg정도 예상된다고 합니다.

세균과 미생물만 우리가 1kg넘게 가지고 살아가는 셈이네요. 그리고 장내미생물군의 종류를 크게 3가지로 분류할 수 있다는 사실 아시나요?

TV방송에서 의사선생님이 '암, 면역질환을 예방하기 위해 유익균을 늘려 중간균이 유익균 편에 들게 하는 것이 중요합니다'라고 설명하시는데, 저도 순간 과연 대국민의 몇 %가 저 문장의 의미를 이해할 수 있을까? 라는 생각이 스쳤습니다.

그래서 이렇게 책으로 자세히 설명 드리고 있는 거 아니겠습니까.

장내미생물군은 유익균, 유해균, 중간균(기본균이라고도 해요)으로 나눠서 불립니다. 유익균은 우리에게 잘 알려진 비피더스균과 같은 유산균, 낫토균 등이고, 전체 장내세균의 20~30%를 차지하고 있어요.

유해균은 무엇일까요?

웰치균, 병원성대장균 등으로 알려져 있고 전체 장내미생물군의 10~20%로 분포합니다. 그럼 이도 저도 아닌 상황은 '중간균'이라고 호칭됩니다. 좋지도 나쁘지도 않은 세균인가요.

다양한 종류로 환경변화에 적응이 뛰어나서 유익균 또는 유해균으로 얼마든지 자유자재로 변신이 가능하다고 합니다.

중간균이 왜 필요하냐! 장내 유익균과 유해균의 균형을 유지하는 역할을 통해 주인이 제 몸을 잘 가꾸고 관리하도록 유도시킨다는 점이 제일 큰 존재의 의미 아닐까요?

장내 유익균 중 유산균은 면역세포인 T세포를 생성하고 행복호르몬인 세로토닌의 90%를 생성케 합니다.

이로 인해 간 기능이 회복되고 근육통 완화, 소화기 증상 개선 등 선순환으로 이어지는 것입니다. 비만세균활동을 늦추고 지방 대사를 촉진하며 곰팡이균(칸디다 균 등)의 증식도 억제되게 합니다.

반면에 유해균은 비타민 등 미량영양소의 흡수를 방해합니다.

유해균이 증식되는 원인이 무엇일까요?

가공식품과 인스턴트식품의 섭취, 항생제, 환경호르몬, 액상과당과 글루텐 등 음식이 원인이 됩니다. 항생제를 처방할 때 유산균도 같이 주는 이유를 이제 이해되시지요?

항생제복용으로 인한 장내환경 불균형과 변화를 최소화하고자 유산균을 함께 섭취하도록 하는 것입니다.

06

장이 아프면 그냥 짜증이 나지요

 행복호르몬이라는 별명을 가진 세로토닌은 90%가 장에서 생성된다는 점이 신기합니다. '궤양성 대장염, 자신이 치료하다'의 저자이자 일본인 의사 니시모토 신지박사는 '세로토닌이 활성화되면 장의 작용이 정상화되는 반면, 세로토닌의 분비가 줄어들면 자연히 식욕증가와 심적 우울로 이어져 과민성 대장증후군과 같은 장 질환이 발생한다'고 했습니다.

 행복호르몬이 머리가 아닌, 장에서 대부분 생성된다는 점은 우리의 식생활을 돌아보고 관리해야할 의무가 되는 점입니다.

 이렇게 장내 미생물군(Microbiota)과 뇌(Brain), 장(Gut)의 서로 삼각형 상호작용을 하나의 축으로 형상화해서 중요하게 살펴보는 것이 최신 영양연구입니다.

 장의 컨디션은 면역의 중추가 되고, 그런 장의 환경에서 생성되는 장내미생물군은 혈뇌장벽(장과 뇌의 연결망)에 영향을 주어 뇌의 신경시스템과 작용할 수 있습니다.

 스트레스반응과 기분, 수면 등이 종속변수로 영향을 받는 것이지요.

이는 장 환경개선으로 우울증과 알츠하이머 질환 개선도 기대되는 점입니다.

바람직한 식사로 인한 장내미생물군의 환경개선이 우리 몸, 그리고 정신(뇌)까지도 지배할 수 있는 대단한 효력을 다시 한 번 확인하게 됩니다.

"All diseases begin in the gut"

모든 병은 장에서 시작됩니다.

뇌는 장내 미생물군에 영향을 줍니다. 스트레스로 인해 유발되는 위장관의 점막기능, 점액생산, 내분비세포기능, 운동능력, 면역반응 등 변화는 정상적인 장내 미생물군에 영향을 주는 것입니다.

또한 장내 미생물군도 뇌와 행동에 영향을 미칩니다. 이는 뇌로 가는 신경과 점막 면역반응의 활성화와 중추신경계에 직접 영향을 미치는 대사물질을 생산하게끔 합니다.

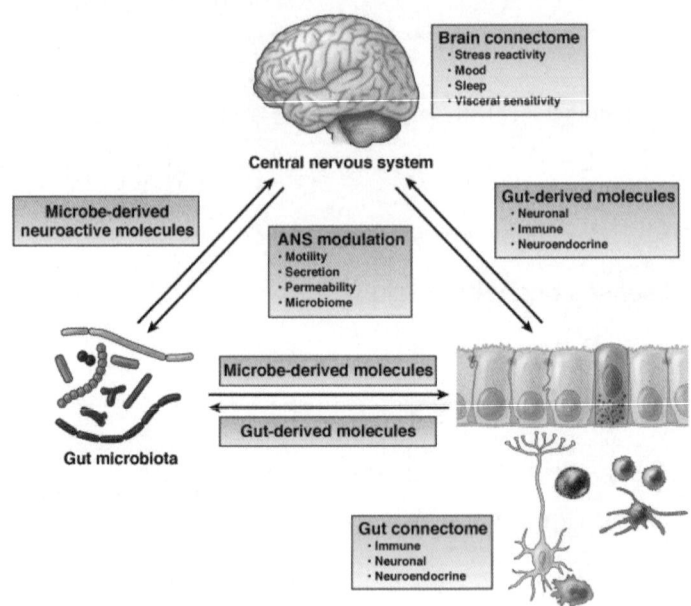

Microbiota-Gut-Brain Axis

07

건강한 장에서 행복호르몬이 샘솟아요.

 장의 물리적인 형태를 말씀드리자면, 우리 집의 수건을 생각하시면 됩니다. 세수하고 샤워하고 나서 수건으로 물기를 닦을 때, 가벼운 스침으로도 물이 싹 흡수가 되지요?
 수건의 오돌토돌 돌기를 통해서 흡수표면적을 넓히고 물이 금방 흡수되는 원리입니다. 우리 소장의 환경이 바로 그러합니다.
 오돌토돌 미세융모가 장 점막을 따라 이어지고, 그 융모를 통해서 영양소들이 잘 흡수되어 온 세포로 전달이 되는 원리이지요. 장내 융모가 얼마나 촘촘하게 연결되어 소위 구멍 없이 잘 가꿔져야 겠지요?
 자. 아래 그림을 보면 가장 큰 차이점은 장 세포들 간의 틈입니다. 정상적인 장내 미생물군 환경에서는 장 세포간의 벌어진 틈 없이 잘 관리되어 음식으로 섭취한 단백질의 아미노산 형태인 트립토판이 장에서 미생물군과 반응하고 장내에서 세로토닌(Serotonin)을 생성하고 이 세로토닌은 멜라토닌(Melatonin)을 생성하는 원리로 이어집니다.
 멜라토닌, 많이 들어보셨죠? 맞습니다. 잠을 잘 자게 하는 숙면의 호르몬이 멜라토닌입니다.

다시 정리하자면, 장내환경이 평온하고 잘 관리되고 가꿔지면 행복호르몬 세로토닌 분비되고 세로토닌으로부터 멜라토닌도 생성되는 것을 확인할 수 있겠습니다.

반면에 살짝 장 세포들 간의 틈이 생긴 그림을 볼까요. 장내미생물군의 환경도 활동이 정상적이지 않네요.

그러면 면역을 담당하는 모든 기전이 마비가 되는 실정입니다.

그리고 세로토닌을 생성하는 신경망이 보이지 않는 다는 점도 큰 차이로 확인되네요.

장이 건강하면 뇌도 건강할 수 있고, 숙면을 유도하여 평온한 하루하루가 펼쳐진다는 점이 다시금 강조되는 연구결과입니다.

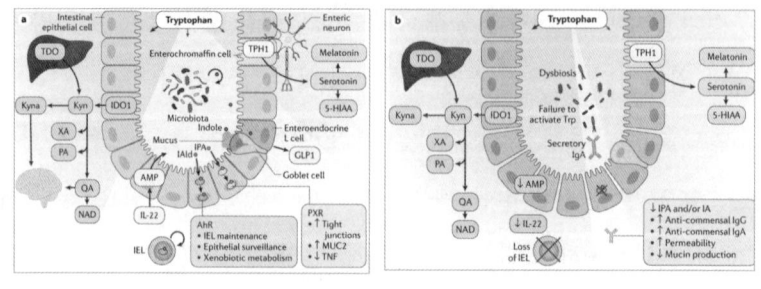

Gut microbiota regulation of tryptophan metabolism

(출처 : Lavelle, A, Sokol, H. Gut microbiota-derived metabolites as key actors in inflammatory bowel disease. Nat Rev GastroenterolHepatol17, 223-237 (2020), https://doi.org/10.1038/s41575-019-0258-z)

08

장은 호르몬 생성의 공장

놀랍게도 장에서는 많은 호르몬들이 생성되어 분비됩니다.
중요한 4가지는 이해하고 기억해볼까요? 먼저 콜레시스토키닌(CCK) 이라는 물질은 음식을 섭취하면 소화과정을 자극하도록 유도합니다. 우리가 섭취한 식사에서 지질과 단백질에 반응을 하여 소장에서 CCK 는 생성됩니다. CCK가 왜 중요하냐면 식욕을 조절해주는 고마운 역할도 하기 때문이에요.

위 유문의 수용체에 결합하여 신경신호를 위에서 뇌로 보내고 위를 수축하도록 유발하여 배고픔을 줄여주고 포만감을 증가시켜 줍니다. 췌장 폴리펩티드(Pancreatic Polypeptide : PP)는 이름에서도 보이듯 췌장에서 합성되고 식욕부진을 유발합니다. 음식 섭취에 반응하여 분비되는데 PP는 순환 반감기가 짧아서 그 작용도 짧은 특징이 있어요.

펩타이드YY(Peptide YY : PYY)는 소장과 대장에서 생성되는 호르몬이에요. 다른 식욕부진 호르몬들보다는 오래 지속되는 특징이 있고, 장 운동성과 소화액 분비를 억제하여 CCK효과에 대응하는데 매우 중요한 역할을 한답니다.

PYY는 뇌의 시상하부의 수용체에 결합되어 '그만먹자, 그만 먹어'신호를 보내는 데, 비만인 경우 PYY의 순환 수준이 낮아지는 특징이 보인다고 합니다.

글루카곤유사펩티드(Glucagon-Like Peptide : GLP-1)는 너무 유명하죠? 요즘 이 물질은 방송을 많이 타서 인기가 많은 듯합니다. GLP-1은 장에서 생성되는데 비만인 경우 생성이 지연되거나 수치가 낮은 특징을 보여요.

GLP-1 호르몬은 인슐린 분비를 자극하고 글루카곤 분비를 억제시키는 역할을 해요.

그리고 위 배출 및 장 운동성을 감소시키고 뇌로 신호를 전달시켜 배고픔을 억제하도록 해줍니다.

자, 이제 비만치료제의 기능에 대해 연결이 되시죠? GLP-1은 식욕을 감퇴시켜 비만치료에 도움을 주도록 유도하는 역할을 하는 것입니다.

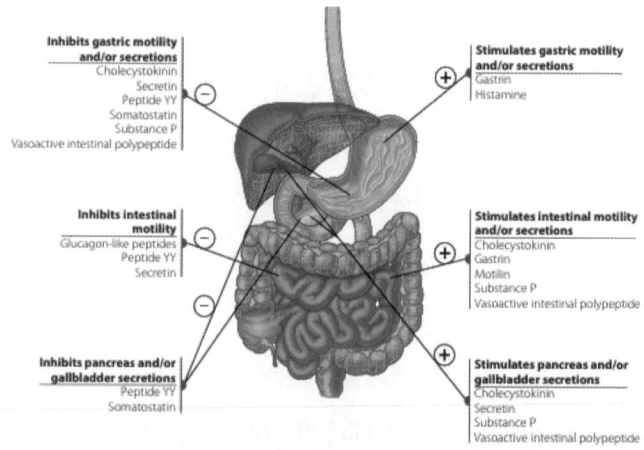

Figure 2.7 The effects of selected gastrointestinal hormones/peptides on gastrointestinal tract secretions and motility.

장내 호르몬

(출처 : Advanced nutrition and human metabolism, 7판)

09

살 빠지는 주사? 호르몬과 영양관리!

요즘 다이어트를 위한 비만치료약이 이슈입니다.

미국의 유명 인사들이 비만치료 주사를 맞았다는 소식이 전해지면서 관련 제약회사에 대한 관심과 주사효능, 다이어트의 효과에 대해 대중들의 관심이 뜨겁습니다.

비만은 질병을 넘어 불치병이라는 말이 나올 정도로 비만 및 과체중은 오랜 시간 풀지 못한 숙제 같은 개념입니다.

비만치료약은 20여 년 전부터 출시되었고 처음에는 지방물질을 그대로 소화 및 분해, 흡수 없고 그대로 배설되는 기전으로 연구되고 상용되었습니다.

지금의 비만치료제는 기존에 나왔던 비만 약들과 성분 및 작용원리가 많이 달라졌습니다.

이 약들의 핵심 기능은 'GLP-1'이라는 물질입니다. 장내 생성되는 호르몬인데 이 물질을 이용한 약인 'GLP-1유사체'가 비만치료제로 큰 이슈인 것입니다.

'GLP-1'은 우리가 식사를 하면 장이 자극을 받고, 그 소화과정에서 분비되는 아주 강력한 인슐린 분비 자극 호르몬입니다.

식사를 하며 음식물 소화를 위해 인슐린이 분비되어야 하는데, 이 과정을 자극하는 호르몬인 것입니다.

이는 어떤 질환과 연관되나요? 바로 당뇨병입니다.

인슐린 저항성이 생겨 인슐린이 제대로 기능을 못하거나, 인슐린의 분비가 없거나 적어서 생기는 문제가 당뇨이지요.

당뇨병은 신체 내 혈당을 낮추는 인슐린의 분비나 기능장애로 인해서 혈당조절이 어렵고 세포 내로 당이 들어가서 에너지를 발현하거나 사용되지 못하고, 혈액에 맴돌며 말 그대로 혈당이 높아지는 질병입니다.

원래는 당뇨병치료제로 'GLP-1'이 확인되었는데, 이는 체내 GLP-1 양이 늘어나면 인슐린이 더 많이 분비되고 결국 혈당이 낮춰지는 원리를 이용한 것입니다.

그럼 유사체는 무엇이냐면 GLP-1은 혈중에 금방 분해되어 반감기가 2분정도이므로 약으로 개발이 어려웠기에, 연구 결과 체내에 오래 지속할 수 있는 형태로 유사하게 만들어 낸 것이 'GLP-1 유사체'입니다.

당뇨병환자치료를 위해 만든 치료약이 살이 빠지는 효과가 확인되었고, 자연스럽게도 비만치료약으로 사용하게 된 것입니다.

당뇨병치료제와 비만치료약은 모두 인슐린 주사 같은 주사제이며, 식욕억제 효과도 확인되었습니다.

보다 자세히 GLP-1 기능을 정리하자면 당뇨병치료로 기능은 췌장의 내분비조직인 랑게르한스섬의 베타세포 분화와 증식을 통해 인슐린 분비를 증가시키고 글루카곤분비를 억제합니다.

글루카곤은 인슐린과 반대작용을 하는 호르몬으로 체내 혈당이 떨어진 상태라면 혈당을 증가시키는 역할을 합니다.

이는 당뇨기전에서 매우 중요한 길항작용이지요. 비만 약으로서의 기능은 소화기관의 운동을 억제하여 포만감을 유발하고 배고픔 감지 시간을 지연하는 효과가 있습니다.

특히 위장운동을 활발하게 하지 않아 소화도 덜되게 하고 영양소의 흡수를 지연시킵니다.

식욕억제 기전으로 뇌의 식욕중추에 작용하여 포만감을 빠르게 느끼되, 배고픔은 천천히 느끼도록 조절합니다.

이로써 체중이 감소되는 연구와 임상결과가 확인되는 것입니다.

운동하지 않아도 저절로 살이 줄줄 빠지는 것이 과연 행복할 지는 개인의 가치관 문제일 듯합니다.

그래도 배고픔을 덜 느끼게 해주면 괴로움을 감소시키고 폭발하는 식욕을 조절하는 것으로도 대단한 효과라고 안도해야 할까요?

효과만큼 안정성도 심각하게 확인할 부분이며, 대부분의 전문가 입장은 이 과열현상에 의문을 가집니다.

당뇨환자가 아닌 정상인대상의 임상데이터로 충분히 앞으로 확인되어야 하며, 췌장에서 분비되는 호르몬이므로 약물에 대한 부작용과 위험성이 무시될 수는 없습니다.

따라서 비만 약으로서의 'GLP-1유사체' 처방 가이드라인을 확인해야 하며, 이 부분은 의료진뿐만 아니라 관심이 뜨거운 대중들도 선행적으로 알고 있어야 하는 부분입니다.

일단 비만치료는 아무에게나 모두 미용목적으로 할 수는 없으며 체질량지수(BMI) 27이면서 동시에 대사위험(당뇨병, 당뇨전단계, 고혈압, 고지혈증 등) 중 하나이상 동반된 경우 처방됩니다. 또는 BMI 30이상이면 처방이 가능합니다.

반면에 만18세미만의 어린이, 제1형 당뇨병환자, 임산부 및 수유부, 갑상선암의 가족력이 있다면 비만치료제는 처방이 어렵습니다.

무조건 비만치료제를 찾고 의존하기 보다는 적절한 운동과 올바른 식사섭취로 현명하게 체중을 관리하는 지혜가 무엇보다 중요하고 강조됩니다.

10

(세상에나!) 황금똥 좀 주세요?!

재미있는 연구결과를 함께 볼까요? 다양한 종의 생쥐를 모아두고 광범위한 항생제를 복용시켰습니다. 앞서 말씀드렸지요.

항생제복용은 유익균과 유해균 모두를 없애는 장 케어의 작용이라고. 그러면 우리 장내미생물환경이 변화가 생기는 것이고 애써 가꿔둔 유익균도 타격이 불가피한 것입니다.

실험결과, 과다한 항생제를 복용한 실험군에서는 운동거리는 현저히 떨어지고, 짧은 운동거리에도 피로해지는 등 대조군에 비해 차이를 보였습니다.

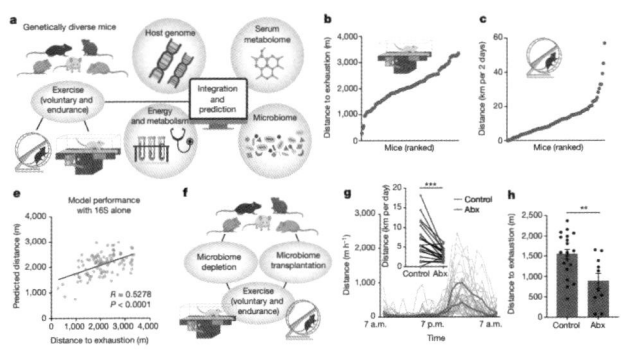

broad-spectrum antibiotic : 광범위한 항생제(Abx)

(출처 : A microbiome-dependent gut-brain pathway regulaates motivation for exercise, Lenka Dohnalová, Nature , 2022 Dec;612(7941):739-747. doi: 10.1038/s41586-022-05525-z. Epub 2022 Dec 14.)

장내 미생물군에 의한 운동과 뇌 발달의 영향은 이제 무시할 수 없는 절대적인 요인으로 밝혀집니다.

특히 어린이들의 장내미생물군의 환경은 신경네트워크 형성에 중요한 역할을 하며, 인지 및 감정, 사회적 기능의 발달에도 성장하면서 중요하게 영향을 줄 수 있기에 식생활관리는 더욱 중요합니다.

여러 실험연구에서도 무균쥐(항생제복용)가 보이는 행동 특성을 통해 장내 미생물군이 정상적이지 않고 잘못되면 어떤 뇌기능의 변화가 발생될지도 예상되는데, 실험결과들을 통해서도 무균쥐는 우울, 불안, 사회적관계 형성 장애, 감정처리장애 등 양상이 확인되었습니다.

인체로 대조해서 고려하면 자폐증이나 주의력결핍, 과잉행동장애와 같은 주요 뇌기능 발달이상이 장내 미생물군과 연관이 있는 것은 아닌 가 고려될 수 밖에 없는 실정입니다.

이 궁금증에 역시나 미국에서는 2017년 애리조나 주립대학에서 자폐증상을 가진 18명(7~16세) 아동 및 청소년을 대상으로 대단히 흥미로운 연구를 시행하여 세상이 놀란 결과가 있습니다.

자폐환아에게 장 질환, 즉 변비, 설사, 소화불량, 복통 등 소화기증상이 흔한 것을 고려하여 이를 치료하기 위해 분변이식을 시도했고,

이는 정상 분변을 모두 이식하는 치료측면의 극단적인 방법이었습니다.

자 여기서 상상하지마세요. 과학기술의 발달로 분변이식은 치료의 한 방법이며, 맑은 용액에 걸러 초코우유나 주스에 섞어서 형태를 전혀 느끼지 못하게 8주정도 장기치료를 진행하고 관찰하는 과정인 것

입니다. 그 결과는 어떻게 되었을까요?

놀랍게도 자폐증상이 호전되었고 대중들의 이목을 끌며 크게 대서특필 뉴스가 되었습니다.

그리고 2년간 추적 관찰하니, 연구 참여자의 자폐중증정도는 89%였는데, 2년 후 중증정도가 47%로 감소하고 자폐증상이 정상으로 호전된 비율이 18%에 달하였습니다.

이 연구결과로 온라인상에서 전 세계 환아 부모들이 '어디에 가면 분변이식을 받을 수 있나요?'라는 문의 글이 여전히 있다는 후문입니다.

참으로 희망적이고 흥미로운 연구입니다만, 이 상황을 보면서 영양학을 연구하는 입장에서 씁쓸한 마음도 지울 수 없었습니다.

아이가 자폐가 심해지기 전에, 장 건강에 나빠지기 전에 영양과 건강관리에 좀 더 관심을 가지고 주의했더라면 하는 아쉬움입니다.

분변이식까지 고려하는 자식을 사랑하는 부모의 마음은 백번 이해합니다만,

그 마음 그대로 아이 입맛을 고려하되 건강을 생각한 집밥을 해서 한 끼라도 정성들여 먹인다면 아이들도 부모님 사랑을 느끼고 마음을 담을 수 있을 것으로 짐작해봅니다.

장내미생물군의 형상을 모두 한꺼번에 바꾸고 이를 잘 유지하는 노력과 치료는 극단적인 방법이긴 하지만, 여하튼 획기적인 사실인 것입니다.

11

장 건강의 방해요소와 핵심요소

장 건강에 좋은 음식이라고 방송과 SNS에 요란합니다. 요즘은 특히 고령사회가 되면서 건강에 최대 관심의 시대를 살고 있는 거 같습니다. 딱 4가지씩만 기억해주세요. 무수히 많은 정보의 홍수이지만 큰 맥락은 이 범위를 벗어나지 않을 겁니다.

일단 방해요소는 식탁에서 가방에서 절대적으로 없애야 겠죠?

정제탄수화물, 글루텐(밀가루), 패스트푸드, 액상과당, 글루텐(밀가루)입니다.

탄수화물은 그냥 탄수화물이지 정제탄수화물이라니요? 네. 말 그대로 새하얗게 도정하거나 가공한 쌀, 밀가루 등 곡물을 생각하시면 됩니다. 정제된 탄수화물이라는 의미이지요.

곡식의 배아에는 섬유질과 비타민 및 무기질이 풍부한데 이 배아부분을 싹 제거하고 속살만을 가공 처리한 정제된 탄수화물은 백미와 밀가루가 가장 대표적입니다. 그럼 흰쌀밥과 빵, 도넛, 면 등이 정제탄수화물의 음식을 조금은 줄이는 노력이 필요하겠습니다.

정제탄수화물과 동시에 절제해야하는 성분이 밀가루에 포함되는 글루텐(gluten)입니다.

밀가루에는 70%이상의 탄수화물과 10~15%의 단백질이 들어있습니다.

단백질의 대부분은 글리아딘(gliadin)과 글루테닌(glutenin)이라는 성분입니다. 글루텐은 어디있냐고요?

이 두 가지 성분을 물을 넣어 밀가루를 반죽하면 이 둘이 결합하면서 쫄깃한 식감을 내는 '글루텐'이 형성되는 것입니다.

글루텐은 물에 용해되지 않는 성질로 불용성 단백질의 일종으로 밀가루 가공 조리하는데 기본 성분으로 반죽을 쫄깃하게 하고 빵을 부풀어 오르게 하는 역할을 하며 빵의 골격을 이루는 단백질입니다.

체질에 따라 소화장애을 유발하여 요즘에는 글루텐프리 밀가루도 많이 나오는 추세이지요.

일반대중의 영양관리에 많은 관심과 밀가루 알레르기 등의 영향으로 식품회사에서도 R&D가 활발한 결과겠습니다.

글루텐이 제외된 식품을 글루텐 프리 식품(GFD : gluten-free diet)은 미국의 경우 밀 섭취에 불편함을 호소하는 비율이 인구의 6%정도로 추정된다고 합니다.

이들은 셀리악병(Celiac Disease)을 포함하여 밀 알레르기와 글루텐 과민증을 나타냅니다.

글루텐 프리 식품은 글루텐이 신체에 민감하게 반응하거나 몸 안에 글루텐 분해 효소가 없는 셀리악 질병 환자 등 특정 소비자들을 대상으로 만들어진 식품입니다.

글루텐프리식품은 이들을 위해 도움이 되는 식품인데 최근에는 '건강식품'으로 더 각광입니다. 지나친 밀가루 음식 섭취가 건강에 악영향을 미치고, 비만을 유발한다는 연구결과와 정보로 인데 무조건 글루텐프리 식품을 고집하기도 합니다.

하지만 글루텐프리 식품은 글루텐에 민감하고 글루텐프리 식사에 반응하는 셀리악 병 환자들에게는 글루텐프리 식사가 건강 증진에 도움이 되지만, 글루텐 관련 증상이 없고, 글루텐프리 식사가 건강에 도움이 되는 것이 없는 사람의 경우에는 글루텐프리 식품 선택 시 유익 없이 비용만 증가할 수 있다는 점도 기억해야 겠습니다.

다시 말해서 정제탄수화물과 밀가루 제품의 선택의 횟수를 줄이면 되지, 무조건 고비용의 글루텐프리식품으로의 빵을 자주 고집할 이유는 없는 것입니다.

그리고 패스트푸드는 장 건강에 방해요소입니다. 당연한 이야기인데 정작 실생활에서 실천하기가 여간 어려운 점이 아닙니다.

배달음식과 패스트푸드는 우리 생활에서 편리함과 간편함을 제공하고 배부르고 맛있는 즐거움을 선사하기 때문입니다.

그러나 설탕, 인공감미료, 나트륨, 가공육 등이 자연 그대로의 식재료를 활용한 식품보다 많이 포함되어 장내 미생물 불균형 및 염증반응을 유발합니다.

지방세포에서 염증물질이 분비되는데 햄버거, 피자, 치킨 및 튀김 등 각종 인스턴트 패스트푸드는 열량이 높지만 미량 영양소(비타민 및 무기질)는 부족하여 영양불균형을 야기하고 비만을 유발합니다. 비만 및 과체중으로 지방세포가 체내에 쌓이면 지방세포에서는 염증물질을 분비하게 되는 특징이 있고, 이로서 체내에 염증반응이 유발되고 각종 질병의 원인으로 작용할 수 있는 것입니다.

이 악순환의 고리를 의식하여 우리는 끊어내는 현명함과 용기가 필요합니다. 패스트푸드와 환상의 짝꿍으로 이어지는 메뉴는 탄산음료입니다.

상큼하게 톡 쏘는 탄산의 청량함은 기분 좋은 자극제로 느껴지겠지만, 탄산음료에 함유되는 액상과당 성분은 단당류의 형태로 체내에서 흡수가 매우 빠릅니다.

과일에 풍부한 과당은 유기산 등과 합쳐져 액상과당의 체내흡수와는 기전이 상이합니다. 단순당만으로 구성된 화합물인 액상과당의 과다섭취는 인슐린저항성을 유발하는데, 인슐린이 말을 안 듣는 것입니다. 그 결과는 어떻게 될까요?

자연스럽게 당뇨병으로 이어지는 것이고 당뇨합병증으로 고혈압, 동맥경화 등 심혈관계 질환으로 영향을 주는 도미노 효과의 첫 시작점이 될 수 있습니다.

가공식품과 음료수에 많이 포함되는 액상과당을 장바구니에서 지워낼 수 있어야 할 텐데, 이 액상과당을 가장 좋아하고 섭취하는 대상은 어린이들입니다.

사탕과 젤리, 음료수, 빵 등 편의점 식품과 가공식품에는 액상과당이 당연히 포함된다는 사실은 어린이들에게 교육하고 보호자도 꼼꼼히 살펴볼 의무가 있는 것이죠.

연구결과에서도 간식횟수가 적을수록 어린이들의 주의력결핍 등

과잉행동이 낮아지며 탄수화물 섭취가 많을수록 과잉행동이 높았고, 인스턴트 식품을 적게 먹고, 편식과 과식을 하지 않고, 채소 등 모든 음식을 골고루 섭취하는 등 식행동이 좋을수록 주의력결핍 과잉행동이 낮은 것으로 확인됩니다.

피자, 햄버거, 후라이드 치킨, 탄산음료의 섭취가 많을수록 주의력 결핍 과잉행동장애 (ADHD: Attention-Deficit/Hyperactivity Disorder)유발 가능성이 있고, 식습관과 간식섭취, ADHD와의 상관성 연구결과, 육류 가공품, 초콜릿, 사탕, 카라멜류 섭취와 과잉행동 양상과는 상관관계가 뚜렷하게 있음이 나타났습니다.

또한 초등학생의 설탕섭취량과 ADHD아동의 상관성을 연구한 결과도 전체 평균보다 ADHD 초등학생의 설탕 섭취량이 눈에 띄게 높은 것이 확인되었습니다.

이처럼 여러 선행연구를 바탕으로도 우리 아이들의 정서 건강과 어른들의 대사성질환 예방을 위한 식생활 개선이 중요한 것입니다.

자. 이제는 장바구니에 채워야하는 4가지 요인들입니다.
식이섬유, 단쇄지방산, 발효식품, 올리고당입니다.
장은 뇌신경 다음으로 많은 신경세포가 분포합니다. 이 신경계가 뇌와 소통하며 기분, 감정, 식욕 등을 조절하지요.
식이섬유는 탄수화물에 속하는 영양소이며, 인체 내에서 소화효소로 분해되지 않는 다당류의 일종입니다. 미에로화이버 다들 아시죠?
화이버(fiber) 또는 셀룰로오스(cellulose)라고 합니다.

다이어트에 탄수화물을 무조건 줄여야하는 것이 아니라, 어떤 탄수화물을 섭취하는 가에 따라 식이섬유가 얼마나 함유되는지 결정되므로 현명한 식사의 지혜가 필요한 것입니다.

좋은 탄수화물과 나쁜 탄수화물이 있는 것이죠. 좋은 탄수화물은 식이섬유가 많은 채소, 통곡물 및 잡곡류, 견과류, 버섯류가 해당됩니다. 탄수화물 중 식이섬유가 풍부한 껍질이 많이 함유된 식품을 찾으시면 되는 것이죠.

나쁜 탄수화물은 단순당인 설탕, 인스턴트 및 가공식품, 밀가루, 전분 등 껍질을 모두 깎고 가공하고 도정한 정제탄수화물을 나쁘다고 의식적으로 표현하는 것입니다.

장 건강에 좋은 요인 첫 번째로 식이섬유를 분석하자면, 불용성 식이섬유와 수용성식이섬유로 2가지로 크게 구분됩니다.

불용성식이섬유는 말 그대로 물에 녹지 않으며, 물을 흡수하여 대변의 부피를 증가하고 장운동을 활발하게 도와줍니다. 식품으로 콩나물, 샐러리, 질긴 채소, 통밀, 견과류, 고구마, 감자 등이 해당됩니다.

물에 녹는 수용성식이섬유도 있습니다.

이는 천천히 소화되면서 포만감을 주지요. 그럼으로써 급격한 혈당 상승을 예방하고 배변의 부피를 증가시켜 나쁜 콜레스테롤(LDL) 수치를 저하시킵니다. 식재료는 과일류, 해조류, 두류 등이 해당됩니다.

연동운동을 통해 매일 500ml~1L물질이 150~200g의 배변물질로 되는데 75%는 수분이며, 25%는 고형물입니다.

이 고형물인 건조배설물의 30%는 박테리아가 차지합니다.

대장의 미생물은 호기성과 혐기성이 있고 그 종류는 1000종이상이며, 비타민B군과 비타민K가 대장 내 박테리아에 의해 생성되고 다양하게 흡수됩니다.

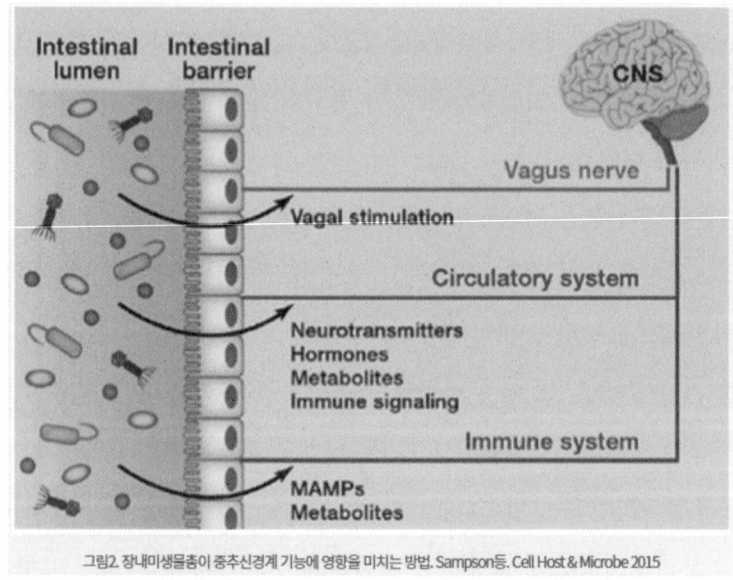

그림2. 장내미생물총이 중추신경계 기능에 영향을 미치는 방법. Sampson등. Cell Host&Microbe 2015

장내미생물총이 중추신경계 기능에 영향을 미치는 방법.
Sampson등. Cell Host&Microbe 2015.

그리고 단쇄지방산이 장 건강에 핵심요소입니다.

단쇄지방산은 우리가 섭취하는 것이 아니라, 과일과 버섯을 포함한 채소, 해조류를 충분히 섭취하면 대장에서 장내 미생물군이 식이섬유를 분해하고 단쇄지방산을 생성해냅니다.

장의 환경에 따라 저절로 생성되는 영양소이므로 얼마나 식습관이 중요하겠습니까?

단쇄지방산(short chain fatty acids:SCFAs)은 아세트산(lactic acid), 프로피온산(propionic acid), 낙산(butyric acid) 등이 해당되고 대장에서 흡수되고 혈뇌장벽(Blood-brain-barrier:BBB)기능을 향상시켜 두뇌건강에 기여합니다.

장 건강에 유익한 요인 4번째는 발효식품입니다.

장내 미생물군을 증식시키는 식품으로 자주 섭취하는 것을 권장합니다.

특히 한국 사람에게는 된장국이 최고라고들 하지요. 콩을 발효시킨 된장은 유산균, 효모균, 국균(누룩곰팡이균) 등 유익한 균이 풍부하며 섭취가 권장됩니다.

발효식품은 음식을 발효하는 과정에서 생기는 유익균과 그 대사산물인 단쇄지방산 등은 인체면역력을 높이는데 도움을 줍니다.

앞서 언급한 혈뇌장벽인 선천적 방어기전인 소화관의 장벽을 강화하고 발효식품 자체에 유산균이 풍부해 장내 유익균 함량을 높여주어 설사와 변비 등 장질환도 자연스레 예방이 됩니다.

마지막 4번째 필수템은 올리고당입니다.

올리고당은 장내 유익균, 특히 비피더스균의 먹이가 되어 장내 유해균의 성장을 억제하고 장 환경을 건강하게 유지시켜 줍니다.

올리고당은 그리스어 "oligo"(적은 수)와 "saccharide"(당류)에서 온 말로, 3~10개의 단당류(monosaccharide)가 글리코사이드 결합으로 연결된 저분자 탄수화물입니다. 쉽게 말해서 단당류가 여러개 손잡고 결합되어 있는 구조이지요. 소화되는 데 포도당같은 단당류 보다 시간이 더 필요하겠지요? 이는 곧 당뇨관리에서 설명드릴 인슐린 민감성과도 연결되는 개념입니다.

　자연 상태에서는 마늘, 양파, 바나나, 아스파라거스 등에 풍부하게 들어 있으며, 프리바이오틱스의 일종으로 식품에 첨가되기도 합니다.

　이렇게 대장에 좋은 균을 활성화시키면 박쥐같은 중간균도 태도를 달리하겠죠?

　장은 단순히 음식을 소화하는 기관을 넘어, 전신 건강과 면역력, 심지어 정신 건강까지 영향을 미치는 중요한 기관입니다.

　식이섬유를 비롯해 단쇄지방산, 발효식품, 올리고당과 같은 장 건강에 이로운 4가지 요소를 장바구니에 꾸준히 담는 습관, 지금부터 실천해보세요.

　자동적으로 면역력이 상승되는 선순환의 결과를 맞이하는 것입니다.

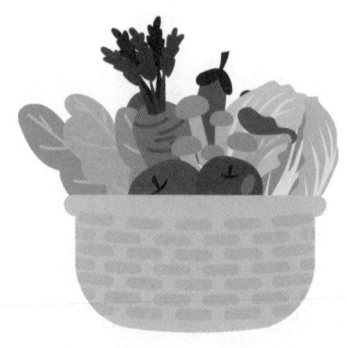

12

프리바이오틱스와 프로바이오틱스의 먹고 먹히는 관계

건강관리에 자신 있다며, 유산균제품을 섭취하시는 분들이 많으십니다.

영양표시사항을 한번 확인해볼까요.

프로바이오틱스와 프리바이오틱스를 모두 포함하는 '신바이오틱스' 제품인지 여부를 반드시 체크해보길 권합니다.

프로? 프리? 도대체 무슨 단어인지 갑자기 처음 듣는 용어인가요?

프로바이오틱스는 적정량 섭취하면 숙주의 건강유지에 기여할 수 있는 생균을 의미합니다.

우리 장 속에 살며 우리랑 공생하는 유익균 자체를 의미하는 것이죠.

프리바이오틱스는 쉽게 말해 프로바이오틱스가 먹는 먹이에 해당하며, 장내 미생물군의 조성 및 활성을 변화시키는 데 도움을 주는 물질입니다.

즉 장내 미생물들의 먹이가 되는 프리바이오틱스로 인해서 유익균이 성장하고 유해균이 억제되어, 장내 환경이 개선되는 기능을 가집니다.

아래 그림 자료는 공영방송의 한 장면인데요. 정확하게 내용을 이해하고 설명하기에는 대부분의 국민들이 이해를 하셨을까 혹시나 염려가 되는 순간이었습니다.

입을 벌리고 있는 프로바이오틱스는 장내 유익균을 의미한다면 작은 먹이들이 프리바이오틱스에 해당되어 프로바이오틱스가 잘 성장하도록 도와주는 역할을 하는 셈이죠.

이 프리바이오틱스는 장내미생물에 의해 단쇄지방산으로 대사하며 젖산, 낙산, 프로피온산, 부티르산 등이 해당됩니다.

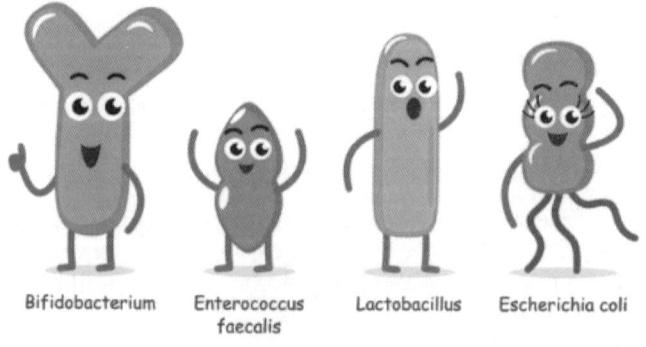

프로바이오틱스 많이 들어본 단어죠?

가장 흔한 프로바이오틱 박테리아는 젖산균이며, 락토바실러스, 비도박테리움 속 균주 등이 해당됩니다.

제품에 g당 1억개 살아있는 활성박테리아가 포함되어야 하며, 프로바이오틱스는 과민성대장증후군과 염증성 장질환 및 여러 유형의 설사를 개선하는데 효과가 있습니다.

요거트 등 프로바이오틱스가 풍부하다는 건강기능성 인정을 위해서는 용량당 100억 개까지 집락형성단위(CFU)를 함유해야하고 용량대비 하루 1~2회 또는 일주일에 몇 번씩은 섭취하기를 권장됩니다.

적당량! 현명하게! 올바르게!
알고서 유산균영양제를 섭취하세요.

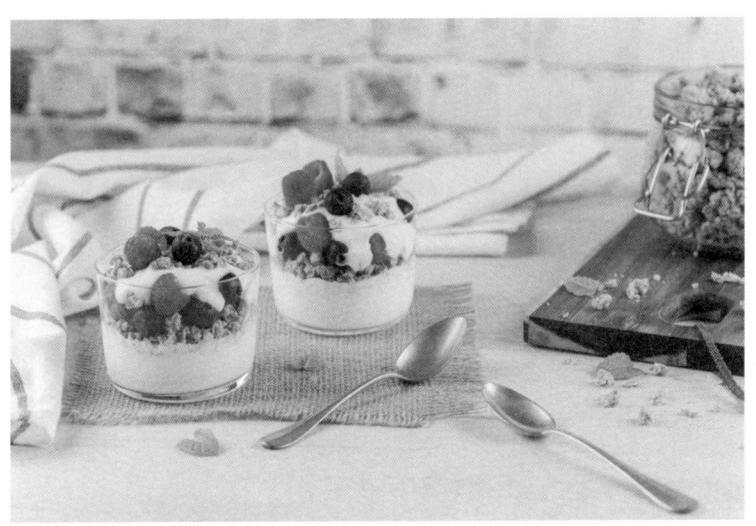

13

예쁘게, 알록달록하게 드세요.
당신의 세포를 지켜주는 작은 컬러들

식탁 위에 색이 다양할수록 내 몸은 더 건강해집니다.

알록달록한 색 안에는 항산화물질이라는 놀라운 힘이 숨어있어요. 즉. 노화와 질병의 방패막이자 세포를 건강하게 지켜주는 보디가드입니다. 여기까지는 어디서 많이 듣고 다들 알고 있었던 내용이지요?

영양학은 참 쉽고도 어려운 학문이라고들 합니다.

매 끼니 먹는 식사라서 공부할 것도 배울 것도 없을 듯하지만, 어디에 뭐가 좋다더라 하는 정보와 지식이 TV 등 각종 매체에 넘쳐나고 결국에는 뭐가 뭔지 모르겠으며 골고루 다 먹으면 좋겠지 하는 생각으로 귀결되고 맙니다.

식사는 생활습관이며, 누적된 습관의 역사는 결국은 내 몸과 마음에 영향을 줄 수 밖에 없습니다. 만성생활습관으로 인한 질병은 '쾌락의 댓가이다'라는 말도 있지요.

특히 암 발생 원인 중 35% 정도가 잘못된 식습관에 의한 발병으로 특히 고지방, 고열량 음식과 같은 서구화된 식습관이나 채소, 과일의 불충분한 섭취가 문제가 되고 있지요.

정보의 과잉 시대에 누구나 영양학을 논하고 있습니다.

충분한 채소 섭취는 대장암, 직장암 등 각종 암의 위험률을 감소시킨다는 것은 이미 우리가 잘 알고 있는 상식이 되었습니다.

많은 분들이 '어떤 식품이 좋으냐?'를 궁금해 하십니다.

한마디로 표현하자면, 저는 안 좋은 자연식품은 없습니다.

저는 쉽게 한마디로 말씀드리고 싶은데요. "예쁜 거 드세요"입니다. 네 말 그대로 색이 곱고 예쁜 거 드시면 90%는 영양관리 성공입니다.

1991년부터 미국 국립암연구소에서는 캠페인을 펼쳤어요. "하루에 다섯 가지 과일과 채소를 섭취하자" 입니다.

근데 이 5가지를 각 색깔별로 하나씩만 선택해서 매일매일 꼬박꼬박 실천하기는 생각보다 어렵고 중요하답니다. 식사의 색이 다양할수록 건강은 더욱 좋아진다는 사실 꼭 기억하세요. 옛 속담처럼 '보기 좋은 떡이 먹기도 좋고' 건강에도 더욱 좋다는 사실이네요.

컬러 푸드, 특히 신선한 채소와 과일에 풍부한 자연에 존재하는 천연의 영양제를 파이토케미컬(Phytochemical)이라고 합니다.

과일과 채소 등에 풍부하게 포함된 비타민 C, β-카로틴 및 폴리페놀 등과 같은 항산화 물질들은 순환계 질병과 암 발생률을 감소시킨다고 보고됩니다. 이 중 플라보노이드는 diphenylpropane의 골격을 가진 페놀계 화합물의 총칭으로 과일, 채소, 견과류를 비롯한 식물의 줄기, 뿌리, 껍질에 널리 분포되어 있으며 지금까지 알려진 플라보노이드는 약 4,000여 종류가 있어요.

플라보노이드는 식물화학물질 중에서 가장 주목받고 있는 생리활성물질의 하나로 항산화, 항암, 항바이러스, 항염증과 같은 다양한 약리학적 활성을 갖습니다. 우리나라에서 식재료로 많이 이용되고 있는 채소 중 시금치, 양배추, 양파 등은 quercetin, quercitrin, rutin, kaempferol 등과 같은 플라보노이드가 풍부한 식품으로 알려지지요.

그러나 몸에 좋은 식품이 이들 뿐인 가요? 세상에 무궁무진하다는 사실은 이미 알고 있죠? 여기서는 그 식품들의 고운 빛깔에 담긴 신비로운 물질, 그리고 그 효능에 대해 이야기 하려 합니다.

컬러 푸드 속 파이토케미컬의 효능과 대표식품

컬러 푸드	파이토케미컬	효능	대표식품
옐로푸드	베타카로틴	항암을 위한 투자	당근, 호박
레드푸드	라이코펜	혈관지킴이	토마토, 석류, 수박
퍼플푸드	안토시아닌	젊음의 묘약	검은콩, 가지, 블루베리
화이트푸드	안토크산틴	면역을 위한 선물	마늘, 양파, 도라지
그린푸드	엽록소	천연 해독제	시금치, 브로콜리, 부추, 상추

[식생활교실-식생활가이드-교육자료]

14

식물의 자기 방어 본능, 파이토케미컬 이야기
기분 좋게 화끈한 캡사이신(Capsaicin)

고추가 맵게 진화한 이유를 설명드릴게요. 제목처럼 '식품의 자기방어 본능'에 대한 이야기입니다.

미국의 애리조나주 남부 한 칠레 고추밭에서 흥미로운 사실이 발견되었습니다. 고추를 찾는 새와 동물들의 행동을 관찰한 결과, 고추에 위협이 되는 설치류 같은 일부 동물들은 맵고 자극적인 성분인 '캡사이신' 때문에 고추를 꺼리게 되는 현상이 보였습니다. 반면에 고추의 씨앗을 퍼뜨려주는 새들은 맵다고 느끼지 않고 고추를 먹고 씨앗은 소화되지 않은 채 멀리 퍼져나가기도 했지요.

즉 고추는 자신에게 해가 되는 동물은 쫓아내고, 이로운 동물은 끌어들이는 신비로운 전략을 스스로 세운 셈이네요.

이처럼 식물은 움직이지 못하기 때문에 스스로를 보호하고 살아남기 위한 다양한 화학물질을 만들어냅니다.

이러한 물질을 바로 '파이토케미컬(Phytochemical)'이라고 합니다.

파이토케미컬이란?

즉 식물이 해충, 자외선, 병원균 등 외부의 위협으로부터 자신을 지키기위해 만들어내는 천연 화학물질입니다.

이 물질은 원래 식물의 생존을 위한 수단이지만, 사람이 먹으면 항산화, 항염, 면역 강화 등 다양한 건강 효과를 주는 것으로 알려져 있어요. 우리 주변의 익숙한 식재료 속에도 다양하게 들어있습니다.

특히 한국인이 사랑하는 매운맛! 고추가 매운 건 단지 맛이 아니라, 생존 전략이였네요.

캡사이신은 열량 소모를 촉진해 체중 감량에 도움을 주며, 체내 활성산소를 억제하고 면역세포인 대식세포를 활성화시켜 면역체계를 강화합니다.

아무리 매워도 계속해서 먹고 싶게 만드는 독특한 매력의 맛과 향은 바로 이 성분에서 비롯됩니다.

매운 음식을 먹었을 때 기분이 좋아지는 것은 단순한 착각이 아닙니다. 캡사이신이 통증 수용체를 자극하면 뇌는 엔도르핀이라는 체내 진통제 역할을 하는 호르몬을 분비하게 됩니다.

학창 시절 친구들과 학교 앞 떡볶이를 나누며 웃던 기억, 많은 분들이 공감하실 텐데요.

이처럼 매운 음식이 주는 쾌감은 감정적으로도 깊게 연결되어 있습니다. 또한 캡사이신은 면역 체계 강화에도 기여하며, 식물의 독특한 맛과 향을 만들어내는 파이토케미컬로 분류되어 식사에 즐거움을 더해줍니다.

15

노란 빛의 건강,
베타카로틴(Beta-carotene)

당근, 바나나, 파인애플, 레몬, 노란 파프리카, 참외, 살구 등 노란빛 식품에는 비타민 A의 전구체인 베타카로틴이 풍부하게 들어 있습니다.

베타카로틴은 자연계에 존재하는 500여 종의 카로티노이드 중 하나로, 소장에서 레티놀로 전환되어 비타민 A의 역할을 하게 됩니다. 비타민 A는 눈 건강과 면역력 유지에 매우 중요한 성분입니다.

당근 100g에는 약 7,620㎍의 베타카로틴이 들어 있는데, 주로 껍질에 풍부하므로 깨끗이 씻어서 드시는 것이 좋습니다.

지용성 비타민인 베타카로틴은 기름과 함께 섭취할 때 흡수율이 높아져 생으로 먹을 때보다 조리 시 60~70%까지 흡수가 증가합니다. 이 성분은 면역력을 강화하고, 활성산소를 제거하여 혈관 건강을 지키며, 암 예방에도 효과가 있는 강력한 항산화제입니다.

케일, 쑥갓, 시금치 등에도 베타카로틴이 풍부하게 들어 있습니다. 케일은 비타민 C, K, 칼륨, 칼슘 등도 함께 함유하고 있어 혈압 조절과 면역력 강화에 도움을 줍니다.

시금치는 3,640㎍의 베타카로틴과 함께 철분과 엽산도 풍부하여 빈혈과 치매 예방에도 좋습니다. 시금치는 살짝 데쳐서 먹는 것이 영양소 보존에 효과적입니다.

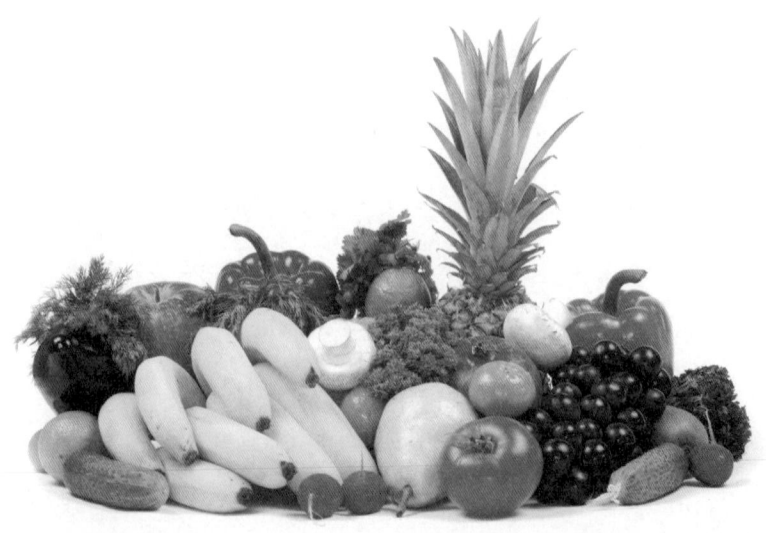

16

붉은 색의 건강, 라이코펜(Lycopene)

토마토, 수박, 자몽, 빨간 파프리카, 붉은 고추 등 붉은 식품에는 라이코펜이라는 강력한 항산화 성분이 들어 있습니다.

이는 베타카로틴과 같은 카로티노이드계 색소로, 체내에서 비타민 A로 전환되지는 않지만 노화 방지, 항암 작용, 심혈관 질환 예방 등의 효과가 큽니다.

라이코펜은 특히 암세포의 성장 억제에 뛰어나 '천연 항암제'로 불리며, 베타카로틴보다 2배 이상 높은 항산화 효과를 보입니다.

토마토는 열을 가하면 라이코펜의 체내 흡수율이 더 높아지기 때문에 조리해서 드시는 것이 좋습니다. 익힌 토마토는 비타민 C가 줄어드는 대신 라이코펜 함량이 오히려 증가합니다.

라이코펜은 토마토 외에도 수박, 석류 등에 풍부하게 함유되어 있습니다. 수박은 특히 전립선 건강에 좋으며, 수분과 이뇨 작용을 통해 노폐물 배출에도 도움을 줍니다. 석류는 식물성 에스트로겐이 풍부해 폐경기 여성 건강에 특히 유익합니다.

17

보랏빛 항산화, 안토시아닌(Anthocyanin)

보라색의 가지, 블루베리, 복분자, 포도, 자두, 아로니아 등에는 안토시아닌이라는 색소가 풍부합니다.

안토시아닌은 식물의 열매, 잎, 꽃에서 각각 다른 역할을 하며, 자외선 차단, 씨앗 확산, 꽃가루 수분 등 식물 생존에 핵심 역할을 합니다. 인체에서는 항산화 작용을 통해 활성산소를 제거하여 노화를 늦추고, 피부, 눈, 심혈관 건강에 도움을 줍니다.

특히 기억력 개선, 우울감 완화, 혈관 강화, 체중 조절에도 효과가 있습니다.

블루베리는 안토시아닌 외에도 비타민 C, E, B6 등이 풍부하며, 복분자는 칼슘과 무기질이 많아 골다공증과 피로 회복에 유익합니다. 아침 식사로 블루베리 스무디 또는 블루베리를 넣은 플레인요거트를 드시는 것을 적극 추천합니다.

18

청결의 상징, 안토크산틴(Anthoxanthin)

하얀 양파, 도라지, 무, 양배추, 콩나물, 바나나, 배, 연근 등에는 안토크산틴이라는 색소 성분이 함유되어 있습니다.

흰 색이 색소라니? 맞아요. 흰 색으로 보여지는 물질도 색소입니다.

이는 플라보노이드 계열로, 항산화 작용과 함께 면역력을 높여주는 성분입니다. 예로부터 한의학에서는 흰색 식품이 폐와 호흡기에 좋다고 알려져 있으며, 도라지와 무는 감기 예방과 기관지 건강에 도움이 됩니다. 나쁜 물질을 깨끗이 청소해주고 면역력을 유지 및 향상시켜 주는 개념으로 청결의 상징으로 안토크산틴을 기억해야 겠습니다.

특히 한국인에게 반가운 소식은 마늘이 세계 10대 건강식품으로 잘 알려져 있다는 것입니다.

김장을 해보면, 김치에 마늘이 얼마나 많이 함유되는 지 눈으로 확인할 수 있어요. 김장을 하면, 마늘을 벗기고 손질하는 전처리 작업도 엄청나다는 점에서 슬로우푸드의 위대함도 실감하지요.

아무튼 마늘은 살균 작용, 소화 촉진, 혈압 조절, 당뇨 개선 등 다양한 건강 효과를 보입니다. 가장 빠르게 조리하는 마늘요리는 '마늘스크램블드에그'입니다. 마늘 1-2알을 다져서 달걀 요리에 활용하면 간편하고 맛있게 즐길 수 있고 허브가루 살짝 장식하면 그럴듯한 아침 메뉴로 손색이 없지요.

흰색 식품의 최강에는 연근도 있습니다. 연근은 식이섬유가 풍부해 장운동과 포만감 유지에 도움을 주며, 여성호르몬 유사 성분이 있어 갱년기 여성 건강에 유익합니다.

조리 팁을 드리자면, 연근은 물에 담그는 대신 살짝 찌거나 조리 시간을 짧게 해 영양 손실을 줄이는 것이 중요하는 점이랍니다.

19

생명의 색,
녹색 엽록소(Chlorophyll)

녹색 채소의 생명을 상징하는 색소 엽록소는 식물의 광합성을 통해 에너지를 생성하는 핵심 성분입니다. 구조상 인간의 적혈구와 유사한 성질을 지닌 엽록소는 체내에서 해독 작용과 활성산소 억제를 통해 건강 유지에 기여합니다.

특히 혈액 내 산소 농도 증가, 독소 배출, 간 기능 개선 등에 도움이 됩니다.

엽록소가 많은 식품이요? 우리 눈에 초록색으로 비춰지는 세상의 모든 식품입니다. 각종 채소가 당연히 엽록소가 풍부하지요.

엽록소는 시금치, 파슬리, 클로렐라, 미역, 다시마 등 다양한 식품에 함유되어 있으며, 열에 약하므로 생으로 먹거나 짧은 시간 조리하는 것이 좋습니다.

엽록소의 마그네슘 성분은 체내에서 철분으로 전환되어 조혈 작용에도 도움을 주므로, 혈액 건강과 에너지 생성을 위해 꾸준히 섭취하는 것을 권장 드려요.

제철 식품을 활용한 다양한 쌈과 샐러드 메뉴를 습관화 하세요.
자연이 준 작고 강력한 선물을 매일 식사 속에서 챙겨보시기 바랍니다.

신선한 식물성 식품은 색을 통해 각기 다른 기능성 물질을 함유하고 있습니다.
이처럼 자연의 다양한 색깔 속에는 우리의 건강을 지켜주는 비밀이 숨어 있지요.
매일 조금씩 색색의 식품을 골고루 섭취하여, 건강하고 활기찬 하루를 만들어보세요. 작은 루틴이 모여 빛나는 하루, 그리고 건강한 삶이 됩니다.

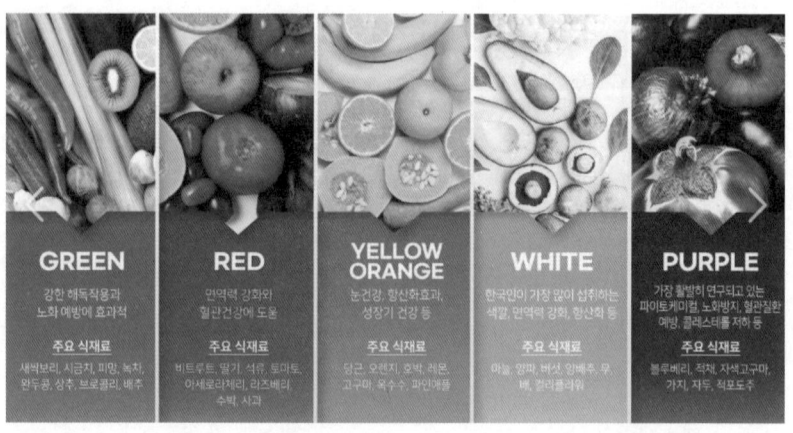

출처 : 한포로 채우는 20여 가지 채소와 컬러풀한 파이토에너지, 파이토클렌즈

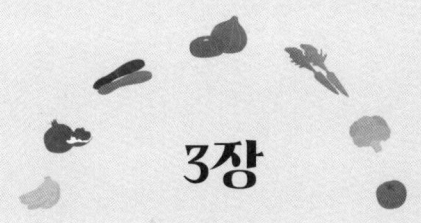

3장

저염 실천을 위한 영양관리

01

한식은 짜다는 오해

　한식의 대표적인 발효식품은 김치, 된장, 청국장, 고추장, 간장, 젓갈 등이 있습니다. 한국 전통 식문화의 핵심이며, 단순한 맛의 깊이를 넘어 건강 기능성과 영양학적 가치가 매우 뛰어난 자랑스러운 한식이지요.

　발효는 음식의 유통기한을 늘리고 보존성을 향상시키고 시간이 지남에 따라 맛이 숙성되어 감칠맛과 복합적인 풍비를 형성하여 음식의 질감을 더욱 풍요롭게 발전시켜줍니다.

　짠맛을 좋아하는 한국인이 아니라, 발효과정에서 염분의 역할에 대해 주목하고 분석해야 겠지요.

　발효과정에서 염분은 유해균을 억제하고 유익균을 촉진시키며, 효소 활성을 통해 식품의 보존성을 유지하므로 필수적인 요소입니다.

　하지만 과도한 나트륨 섭취가 건강에 악영향을 주므로 균형 잡힌 접근이 현대 식생활에서 더욱 요구되는 것이죠.

　따라서 요즘에는 발효는 유지하되, 염도는 낮추는 기술이 개발되어 활발히 진행 중이며, 신맛과 감칠맛을 살려 짠맛을 대체하는 조리법도 중요한 실정입니다.

나트륨 섭취에 대한 장점과 단점은 한국인의 식생활 관리에서 오랜 시간 교육 주제로 강조되고 있습니다.

특히 식품의약품안전처에서는 나트륨 줄이기 위한 대국민 캠페인을 수년간 시행하며, 마이나슈 등 저염 식사에 대해 매우 강조하고 있지만, 우리나라 식생활의 가장 큰 이슈이자 문제점이 바로 이 나트륨이라는 녀석입니다.

나트륨은 소금일까요? 그렇게만 볼 수 없어요.

나트륨은 모든 동물에게 필요한 다량무기질의 하나로 그 역할은 무시할 수 없을 만큼 중요하고 다양합니다.

천연식품 중에도 나트륨이 함유되어 있어요.

예를 들어 바다에서 나오는 해조류는 첫 맛부터 짠맛 이지요?

그러나 바다의 소금이 이 나트륨이라는 물질을 많이 함유하고 있습니다.

다시 소금 NaCl을 분석해보면 Cl염소60%, Na나트륨40%입니다.

소금을 나트륨으로 환산하려면 소금 함량을 mg으로 바꾼 뒤 0.4를 곱합니다. 역으로 나트륨을 소금으로 환산하려면 g으로 바꾼 뒤 2.5를 곱하는 셈입니다. 소금과 나트륨의 관계 이해되시죠?

나트륨이라는 녀석에 대해 좀 더 살펴볼게요. 염화나트륨NaCl은 소금(salt)입니다. 나트륨(Na, sodium)은 소금인 염화나트륨의 구성성분이고 중량의 40%를 차지하지요.

나트륨이 우리 몸에서 하는 역할은 근육을 수축시켜 움직임에 필요하고, 뇌와 신경의 정보를 전달하는 신경자극의 전달 기능을 하며, 소화액의 재료가 되어 우리가 섭취한 음식의 소화 및 흡수를 도와줍니다.

그리고 우리 몸의 수분과 전해질의 균형을 유지하여 신체의 삼투압에 중요한 기능을 합니다.

또 혈액의 ph를 약알칼리성인 ph7.4정도로 유지하게 하는 것도 나트륨의 역할입니다.

이런 나트륨은 세계보건기구WHO에서 하루 2000mg을 섭취하도록 권장하며 이는 작은 술로 1스푼 정도인 소금으로 5g 분량입니다. 또는 소금 1g이 나트륨 400mg인 것이네요.

하지만 우리나라의 2019년 기준으로 1일 나트륨 평균 섭취량은 3289mg정도이며 나트륨 섭취 권고량 대비 우리나라의 한식 식문화 특성상 국과 찌개요리가 많으며 나트륨 섭취현황도 높은 편인 것입니다.

나트륨은 가공할수록 점점 증가하는데 예를 들어 생 토마토에 포함된 나트륨이 5mg이며, 일반 토마토주스는 나트륨 145mg, 토마토스파게티소스는 나트륨 410mg이고 토마토케첩으로 가공되어 변신하면 나트륨은 무려 1370mg까지 증가합니다.

염분을 가하여 가공하는 식품공정에 의해 가공품의 나트륨 함량은 계속 증가하는 것입니다. 다시 말하면 가공식품 섭취를 줄이면 나트륨 섭취도 감소할 수 있는 관계까지 이해되시죠?

⟨소금 1g은 나트륨 400mg, 1큰 술 기준⟩

멸치다시다	2.5g	쌈장	12.2g
조미료	5.0g	청국장	18.0g
국간장	5.5g	토마토케첩	30.3g
양조간장	6.7g	버터	54.2g
된장	9.0g	마요네즈	87.9g
고추장	12.1g	마가린	88.3g

[자료] 식품의약품안전처-나트륨 바로알기 자료집

02

나트륨, 짠맛의 두 얼굴

적당하면 건강을 지키는 보디가드이지만 과하면 조용히 공격하는 내 몸의 침입자가 바로 나트륨이라는 녀석입니다.

나트륨은 우리 몸에서 소중한 존재예요.

심장이 뛰고 근육이 움직이고 신경의 반응도 모두 나트륨의 전기신호 기능 덕분이죠.

땀 한 방울과 눈물 한줄기에서의 짠맛! 느껴본 적 있지요? 바로 생명의 소금인 나트륨이 들어있습니다.

하지만 이 생명의 소금이 너무 많으면 우리 몸이 화가 납니다. 말 그대로 화가 나서 혈압이 오르고 심장이 더 세게 뛰고 신장은 정수기능의 오류가 생겨 물을 더 끌어 모으려하여 각종 심혈관질환과 이어지게 됩니다.

식품의약품안전처 등 공식적인 노력으로 모든 연령대에서 나트륨 섭취를 줄이려고 노력하는 것이 확인되지만, 2020년 식약처 보도 자료에 의하면 30~49세의 연령대에선 나트륨 섭취량이 3700mg정도로 생애주기 중 가장 높기에 지속적인 나트륨 섭취 관리가 필요한 것으로 확인됩니다.

외식 메뉴에 나트륨이 많을 것으로 예상하지만, 생각보다 나트륨 섭취의 급원은 우리가 생각하는 평범한 집밥, 즉 가정식이 41.8%로 가장 높고, 그 다음으로 외식이 34.1%이고, 급식은 국 염분 등을 일정하게 관리하므로 9.4%이고, 편의식품이 9%, 일반식품이 5.7%순이었습니다.

생각보다 가정식의 일반적인 밑반찬과 김치류에 포함된 나트륨을 간과하지 않도록 주의해야 겠네요.

식약처에서 전국 외식의 나트륨 함량을 분석하고 통계적으로 처리한 대푯값 수치 기준으로 한국인이 좋아하는 외식메뉴의 나트륨 함량 정도는 우리는 참고로 기억합시다.

김치찌개 2000mg, 갈비탕 1700mg, 육개장 2900mg, 라면 1800mg, 우동 2400mg 정도로 함유합니다.

WHO 공식적인 권고량이 하루 2000mg인데, 한 그릇 요리에 담긴 나트륨의 함량이 하루 권고량을 모두 차지하고도 넘친다는 사실! 여기에 꼭 주목해주세요.

그럼 이 고맙고 소중하면서도 과하면 문제가 되는 이 나트륨이라는 녀석! 정말 너무 과하면 무슨 문제를 야기할까요?

다시 한줄 요약하자면, 뇌졸중, 고혈압, 위장병, 골다공증 등 여러 질환의 원인이 됩니다.

그러니 신경 쓸 수 밖에요.

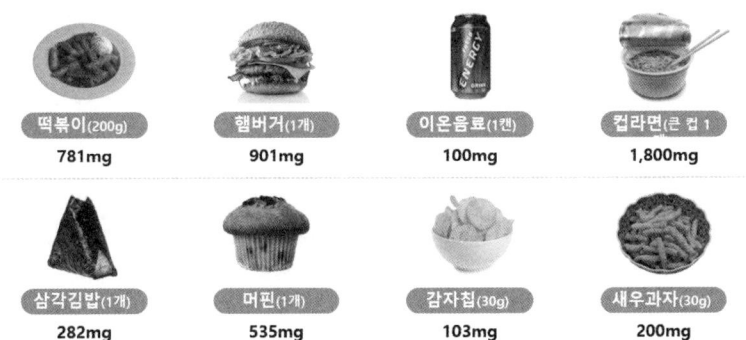

식품 속 나트륨 함량
[식품의약품안전처 식품안전나라DB]

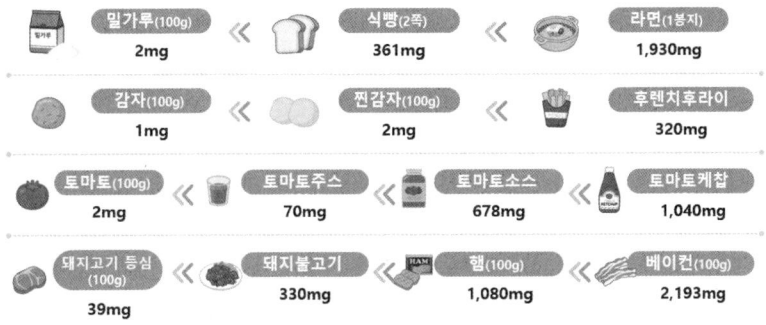

자연식품과 가공식품 속 나트륨 함량 비교
[농촌진흥청 국가표준식품성분표(제9개정판), 식품의약품안전처 식품안전나라DB]

03

단짠단짠의 유혹, 그리고 그 결과는?

짜게 먹어서 나트륨이 과다 섭취되면 발생하는 뇌 건강과의 연결고리를 살펴볼까요?

먼저 혈관에 미치는 영향은 뇌혈관이 고혈압을 유발하고, 뇌동맥의 동맥경화로 뇌혈류가 감소하면, 뇌조직에 점 모양의 출혈이 유발되고 이는 뇌조직에 점이 찍히듯 뇌경색이 발생할 수 있고 간접적으로 치매위험이 증가합니다.

또한 인생의 추억과 기억을 담당하는 해마에도 영향을 주는데, 뇌 속의 나트륨 농도가 증가하면, 시상하부의 신경 핵이 자극되고, 혈압 조절 기능 호르몬의 분비가 이상이 생깁니다.

이로 인해 학습 센터인 기억담당의 해마의 호르몬 기능에도 이상이 유발되고, 궁극적으로 학습능력과 인지 기능 감소에도 영향을 주며, 노년기에는 치매 위험이 증가되는 악순환의 고리인 것이죠.

나트륨 과다 섭취로 인한 뇌의 건강은 우리가 상식적으로 알고 있어야 겠습니다.

뇌 뿐만 아니라 우리 몸에서 각종 장기에서는 어떤 악영향을 끼칠

까요? 나트륨 과다섭취는 고혈압의 원인이 됩니다.

고혈압으로 인해 신장의 모세혈관이 망가지면서 신장기능이 쇠퇴하면 만성신장병으로 이어지지요.

고혈압은 혈관의 손상을 일으키므로 심장과 뇌의 혈관이 막히거나 터져 심혈관 질환으로 이어집니다.

또한 혈중 나트륨 농도가 높으면 삼투압 현상에 의해 세포에서 수분이 혈관으로 빠져나오며, 이는 혈액량을 증가시키고 결국 혈압이 상승하는 원리입니다.

그리고 체내에서 나트륨이 빠져나갈 때 칼슘도 함께 빠져나감으로 골다공증을 유발합니다.

이런 나트륨의 염분이 위 점막을 자극하여 위염을 일으키고 만성적인 위염이 위암으로 발전될 수 있습니다.

어떤 중년 남성분이 본인의 통통하게 부른 배를 쓰다듬으며, '돈이 많이 들었으니, 뱃살을 빼기에는 아쉽다'라고 농담하신 적이 있습니다. 많아요. 맛난 거 드시고 모임도 다니시고 돈이 많이 소비되었으니 그 결과 통통한 뱃살을 결과로 얻으신 거겠지요. (물론 각종 운동을 겸하셨으면 돈은 더 들었겠네요)

소중한(?) 내 뱃살이며, 마치 부의 상징처럼 보는 사회도 있겠지만, 건강관리에서는 반드시 빼내야만 하는 뱃살이라는 점, 명심하세요!

바로 나트륨과 대사증후군(metabolic syndrome)도 밀접한 관련성이 있지요.

대사증후군은 생활 습관병이라고 일컬어집니다.

그만큼 30-40대 중년이후 남성들은 음주, 고지방음식, 스트레스가 원인이고, 50대 이후 여성들은 폐경으로 인한 변화로 인해 대사증후군이 유발되기 쉽습니다.

대사증후군은 심근경색이나 뇌졸중의 위험인자인 비만, 고혈압, 당뇨, 고지혈증 등이 한사람에게 동시다발적으로 발병되는 것입니다.

항목	수치	건강 위험요인
허리둘레	남성 : 90cm 이상 여성 : 85cm 이상	복부비만
혈압	130/85mmHg 이상	높은혈압
중성지방	150mg/dl 이상	고중성지방혈증
고밀도콜레스테롤 (좋은 콜레스테롤)	남성 : 40mg/dl 미만 여성 : 50mg/dl 미만	이상지질혈증
공복혈당	100mg/dl 이상	혈당장애

5가지 중 3가지 이상 해당 시 대사증후군 진단

[자료] 대사증후군 오락프로젝트 홈페이지, 국민건강보험공단

04

나트륨과 고혈압, 그 애증의 관계

나트륨과 고혈압의 관계를 심층적으로 살펴볼까요.

고혈압하면 아 짜게 먹는 식습관 때문이구나! 이렇게 다들 생각하시지요.

나트륨 과잉 섭취로 인해 체내의 삼투농도가 증가하면서 세포외액량이 늘어납니다.

이로 인해 갈증을 느끼고 물을 더욱 많이 섭취하게 되겠지요? 수분의 섭취가 증가하면서 혈액의 양은 더 많아지고 혈압이 자연스레 상승하게 됩니다.

이러한 고혈압은 신장 기능을 저하하며, 뇌에는 뇌졸중 등 뇌혈관 질환 위험을 증가시키고, 심장은 심근경색 등 관상동맥질환 위험을 증가하고, 눈은 시력저하 및 시력상실을 가져올 수 있습니다.

고혈압의 별명은 '침묵의 살인자'라고 합니다. 그만큼 수년간 증상이 없다가 뇌졸중, 심장마비 등 갑작스런 사고로 이어지므로 요즘에는 보건소 등 각종 관공서, 병의원에서 혈압계가 많이 비치되어 있으니 자주 혈압을 측정하면서 자기 몸을 돌보는 애정이 필요합니다. 고혈압은 동맥벽의 일정한 공간에 가해지는 압력이 지속적으로 높은 것이며, 특히 고염식, 과일 및 채소섭취 부족, 운동부족, 흡연, 스트레스, 비만 등 생활습관성이 대표 원인으로 확인됩니다.

표 6-1 혈압의 분류

		수축기혈압(mmHg)		이완기혈압(mmHg)
정상혈압*		< 120	그리고	< 80
주의혈압		120~129	그리고	< 80
고혈압전단계		130~139	또는	80~89
고혈압	1기	140~159	또는	90~99
	2기	≥ 160	또는	≥ 100
수축기단독고혈압		≥ 140	그리고	< 90

* 심뇌혈관질환의 발생 위험이 가장 낮은 최적혈압.

[자료]임상영양관리지침서 제4판, 대한영양사협회

이러한 고혈압의 원인과 결과에 의한 관리 지침은 전 세계적으로 주목됩니다. 따라서 DASH식단이 탄생하였지요.

DASH는 Dietary Approaches to Stop Hypertension의 앞 글자를 가져온 것이에요. 즉 고혈압을 예방하고 치료하고자 연구 개발된 식단이라는 의미입니다.

DASH식사 기준은 식사 때마다 과일 1개 또는 채소 1접시를 섭취하도록 권장하며, 한 끼 식사 때 통곡물 빵 1조각 또는 반 컵의 현미 등 통곡물 탄수화물 식재료를 권장합니다.

또한 하루 2-3회 저지방 유제품을 섭취하고, 하루 2회 정도 저지방 육류(닭가슴살 등) 또는 흰살 생선(대구살 등)을 권장합니다. 일주일에 4-5회 견과류를 섭취하고 건강한 식물성 오일(예 : 올리브오일)이 필수 사용됩니다.

많은 연구에서 DASH식단은 나트륨 섭취를 줄이는 것으로 인해 혈압과 심혈관 질환의 위험을 낮추는 것이 입증되었고, 결론적으로 칼륨·칼슘·마그네슘 등 식이섬유가 풍부한 무기질을 섭취하고, 지방과 염분은 제한적으로 식사함을 지침으로 합니다.

식품군	1일 섭취횟수 (daily servings)	식품의 예 및 1회 섭취량
곡류 및 그 제품[1]	6~8	빵 1조각, 30 g 시리얼(건)[2], 1/2컵 조리된 쌀과 파스타, 그리고 시리얼
채소류	4~5	1컵 잎채소(생), 1/2컵 채소, 1/2컵의 야채주스
과일류	4~5	1개 과일(중), 1/4컵 마른과일, 1/2컵의 생과일, 냉동과일, 통조림과일, 1/2컵의 과일주스
저지방 또는 무지방 유제품	2~3	1컵의 우유 및 요구르트, 45 g의 치즈
육류, 가금류 및 생선	6 이하	30 g의 조리된 육류, 가금류, 생선, 1개의 달걀[3]
견과류, 종실류 및 말린 콩류	4~5/주	1/3컵 또는 42 g 견과류, 2큰술의 땅콩버터, 2큰술 또는 15 g 종실류, 1/2컵 조리된 두류(건두류)
지방과 기름[4]	2~3	1작은술의 부드러운 마가린, 1작은술의 식용유, 1큰술의 마요네즈, 2큰술의 샐러드 드레싱
당류	5 이하/주	1큰술의 설탕, 1큰술의 젤리와 잼, 1/2컵의 샤베트와 젤라틴, 1컵의 레모네이드

[자료]임상영양관리지침서 제4판, 대한영양사협회

나트륨과 위장질환의 관계에 대해 살펴봅시다. 제가 19살 때, 수시모집으로 식품영양학과를 지원하고 입시 면접을 보는 자리에서 교수님이 한국인의 식생활과 영양관리의 관계에 대해 이야기하라고 하셨지요. 바로 나트륨과 위장질환의 관련성을 언급했습니다.

맵고 짜게 먹는 식문화와 생활습관이 한국인의 위장을 병들게 하였다고, 당연히 합격하였으니, 박사까지 하면서 여러분을 이렇게 만나고 있는 것입니다. 참으로 의미 있는 추억이 아닐 수 없습니다.

맞습니다. 위암의 유발인자인 헬리코박터균(Helicobacter pylori)는 위염이나 위궤양을 일으키고 점점 심화되면 위암을 발생시키는 위암의 가장 큰 원인물질로 밝혀져 있습니다.

이게 나트륨과 무슨 관계이냐고요?

나트륨을 과잉으로 섭취하면 위 점막을 자극 및 손상시켜서 위벽이 헬리코박터균에 취약하게 만들고, 헬리코박터균의 증식 증가와 그 작용이 강화되면 위암이 발생하기 쉬운 환경으로 노출되고 궁극적으로 위암이 유발되는 것입니다.

그 연결고리는 간과할 수 없는 무서운 작용인 것이지요. 한국인의 식이요인과 위암의 연관성에 관한 연구의 메타분석(김윤진 외) 선행연구 결과에서도 짠 음식을 선호할수록 위암에 걸리기 쉽다고 언급됩니다.

이론적 근거로 소금이 직접 위 점막 방어벽을 손상시켜 발암원의 침투를 용이하게 하고, 소금이 직접 위 점막을 손상시켜 위암의 선행 질환인 위축성 위염을 일으키고 위축성 위염이 위내의 정상적인 산성도가 감소되게 하며, 세균이 군락화(colonization)를 이루게 되고 세균들에 의해 질산염이 아질산염으로 바뀌어 집니다.

즉 염분의 적정 권장량에 맞춰 식습관을 개선한다면 위암의 발생률도 상당히 줄일 수 있을 것으로 예상됩니다.

05

몸속에 들어온 나트륨은 몸 밖으로 나가는 길에도 영향을 준다?

나트륨과 신장질환의 관계에 대해 심화적으로 살펴볼게요.

특히 만성신장병(Chronic kidney disease)에 대해 나트륨 과다의 영향이 많습니다.

신장은 우리 몸의 혈액 속 노폐물을 걸러 소변으로 배출시키고 이로 인해 혈액 속 전해질 농도를 조절하면서 혈액량을 조절하여 궁극적으로 혈압이 조절되도록 하는 기능을 수행하지요.

이렇게 과학적이고 신비로운 인체에서 나트륨이 과하게 되면, 신장의 사구체 여과량이 증가하며 나트륨 배설에 따른 신장의 부담을 가중시키게 됩니다.

이로 인해 부종과 고혈압이 유발되는 것이지요. 조금만 더 과학적인 원리를 살펴볼까요?

사실 영양학에서 정말 중요한 생리적 관계를 밝혀드릴게요. 우리 몸의 혈압이 저하되면 혈압을 상승시키는 물질인 '레닌'이 분비됩니다.

'레닌'은 '앤지오텐시노겐'을 '엔지오텐신'으로 전환시켜주는데 이

'엔지오텐신'은 강력한 혈관수축제로 염분 균형과 혈압조절에 중요한 역학을 하며 부신피질에서 알도스테론의 분비를 촉진시킵니다. 이로 인해 '알도스테론'은 신장의 세뇨관에서 나트륨의 재흡수를 촉진시켜 체액을 늘려 저하된 혈압을 상승시키는 역할을 하는 것이죠. 이렇게 혈압을 조절하는 신장의 기능이 고혈압으로 인해 모세혈관이 망가지면, 신장도 기능을 쇠퇴하게 되는 악순환으로 연결되는 원리입니다.

그리고 나트륨은 골다공증과도 연결이 되는데, 소변으로 빠져나가는 칼슘의 양이 증가하면서 혈액 내 부족한 칼슘농도를 보충하려고 뼈에서 칼슘이 용출되어 골다공증이 유발되는 것입니다.

칼슘과 나트륨은 혈액의 주요 양이온으로 신장에서 재흡수 기전을 공유하기 때문에 과잉의 나트륨 섭취로 소변의 나트륨 배설량이 증가하면, 칼슘 재흡수를 감소시켜 소변 중 칼슘 배설량도 증가하는 것입니다.

이로 인해 나트륨을 적절하게 섭취하도록 권고량을 인식 및 유지시키면 소변 중 칼슘 배설량이 감소되고 이는 장기적으로 골다골중 및 고혈압 예방에도 도움이 된다는 원리로 이해되는 것입니다.

〈나트륨 과잉 섭취 자가 체크리스트〉

스스로 얼마나 짜게 먹고 있는지,
혹시 나트륨 과잉 섭취는 아닌지 자가진단을 해볼까요?

- ☐ 생채소를 즐겨먹지 않는다
- ☐ 덮밥 등을 좋아한다
- ☐ 간식으로 자연식품(과일, 감자, 옥수수 등)보다 가공식품(과자, 햄버거 등)을 좋아한다
- ☐ 인스턴트 식품이나 반조리 식품을 자주 먹는다
- ☐ 짠 반찬(젓갈, 스팸 등)이 없으면 식사가 맛이 없다
- ☐ 음식(국, 탕, 튀김, 전 등)이 싱거우면 소금이나 간장 등으로 간을 더한다
- ☐ 국, 찌개, 면류 등의 국물을 거의 다 먹는다
- ☐ 음식(튀김, 전, 돈가스, 피자 등)에 소스를 듬뿍 찍어(뿌려) 먹는다
- ☐ 외식을 하거나 배달시켜 먹는 일이 많다
- ☐ 식사 시 절인 식품(젓갈, 장아찌, 단무지, 피클)을 좋아한다

[자료] 나트륨줄이기운동본부 나트륨 바로알기 자료집

**주의 : 3개이하

**위험 : 4-6개

**매우 위험 : 7개 이상

〈생활 속 나트륨 줄이기 실천 tip〉

식품 구매	• 나트륨이 적은 식품을 선택해요 • 소금 대신 천연 향신료를 구매해요 • 가공식품보다는 신선식품을 구매해요 • 나트륨 배출을 돕는 영양소가 함유된 식품을 구매해요
식품 조리	• 간장, 고추장, 된장 등은 적게 넣고 천연조미료(다시마, 멸치, 건새우 등) 활용해요 • 깻잎, 쑥갓, 미나리, 고추, 표고버섯 등 향을 내는 채소를 사용하고, 소금을 제외 한 허브향신료 등 향미채소를 활용해요 • 국의 간은 한 김 식힌 후 간을 해요 • 콩가루, 들깨가루, 버섯가루를 활용하여 국의 맛과 풍미를 증가시켜요 • 육류는 조림이나 양념대신 구이나 수육으로 섭취를 권장해요 • 양념(소금, 젓갈, 쌈장 등)은 절반만 섭취하도록 노력해요 • 생채소를 곁들여 나트륨 섭취를 낮춰요
기타 (샐러드 섭취)	• 나물 무침 시 참기름, 들기름, 들깨가루, 견과류 등 활용해요 • 가급적 생채소로 섭취하거나 희석한 양념장에 찍어서 섭취해요 • 샐러드는 소스보다 과일즙이나 요거트를 곁들여요 • 묵은지 김치보다는 작게 자른 겉절이 김치로 섭취를 권장해요 • 간식은 가공식품 대신 자연식품(고구마, 감자, 과일)로 섭취해요
외식	• '싱겁게'와 '소스를 따로 주세요'로 주문해요

〈소금을 대신할 양념 tip〉

맛	활용 식재료
시원한 맛, 감칠맛	표고버섯 등 버섯류, 가쓰오부시, 멸치, 다시마, 새우
고소한 맛	식물성 기름(들기름, 참기름 등), 콩가루, 참깨, 들깨가루
달콤한 맛	꿀, 올리고당
향긋한 맛	미나리, 달래, 냉이
새콤한 맛	식초, 유자, 레몬
매콤한 맛	고춧가루, 생강, 후추, 파
매콤달콤한 맛	마늘, 양파

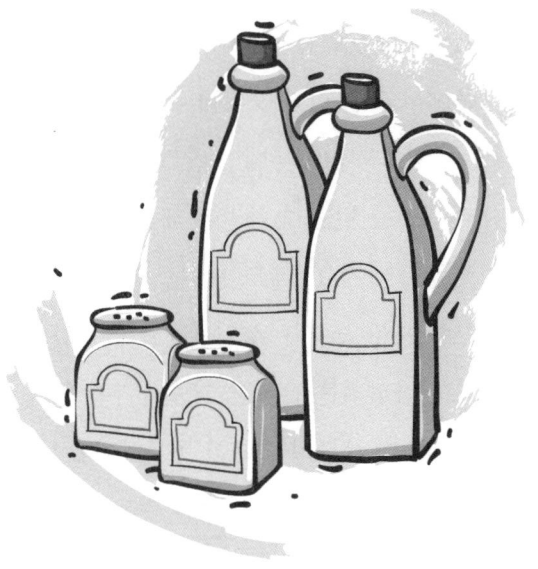

06

나트륨과 싸울 수 있는 친구, 칼륨의 보고

이래도 저래도 뜨끈한 국물요리와 찌개를 포기할 수 없나요?

회사의 점심메뉴는 순두부찌개, 김치찌개 등 얼큰한 해장스타일이 빠질 수 없나요?

그렇다면 미역국은 추천 드립니다.

해조류는 짜게 먹는 식습관을 가진 현대인에게 꼭 필요한 식품이에요. 소금밭에서 자라며 스스로 나트륨 조절 능력을 키운 해조류! 우리 몸에서도 그 힘이 발휘됩니다.

미역, 다시마, 톳에는 알긴산 등 식이섬유가 풍부하여 장 속 노폐물과 독소를 단단히 붙잡아 배출시키고 혈중 LDL 콜레스테롤을 낮추는 역할도 하지요. 해조류에는 요오드도 풍부하여, 성장기 어린이와 피로를 자주 느끼는 성인에게도 유익한 영양성분입니다. 하지만, 요오드 과다섭취는 갑상선 기능에 부담을 줄 수 있고 나트륨 함량이 높은 해조류는 아무리 칼륨이 풍부하여도 너무 짠맛이 강하기에 물에 한번 불린 후 헹궈내고 조리하는 것을 권장 드립니다.

나트륨을 피할 수 없다면? 빼내는 기술을 터득하면 되는 것이죠!

DASH식단을 다시 떠올리시기 바랍니다.

DASH식단을 잘 실천하면 몸 속의 나트륨을 배출하는 데에 도움을 주며 고혈압을 예방하고 영양을 똑똑하게 관리하실 수 있습니다. DASH식단의 핵심은 바로 나트륨의 체외 배출을 촉진하는 기능을 하는 칼륨과 마그네슘, 칼슘이 풍부한 식사를 하는 것입니다.

위 삼총사가 풍부한 식재료를 소개시켜드릴 테니 기억하시고, 나트륨을 과하게 섭취했다 싶은 날에는 이런 식재료를 추가로 고려해보시기 바랍니다.

먼저 칼륨이 풍부한 식품은 채소류(거의 모든 녹황색 채소), 과일류(대부분의 과일), 곡류 및 전분류(고구마, 감자, 현미 등 통곡물), 두류(대부분의 콩), 해조류(미역, 김, 다시마 등)입니다.

마그네슘이 풍부한 식품은 견과류(아몬드, 땅콩 등), 두류(대부분의 콩), 우유 및 유제품, 곡류 및 전분류(통밀, 감자 등 통곡물), 채소류(브로콜리, 토마토 등), 과일류(바나나, 수박 등)입니다.

칼슘은 나트륨이 과다 섭취하면 체내에서 부족하기 쉬운 영양소가 되며, 칼슘을 충분히 섭취하도록 노력해야 합니다.

칼슘은 우유 및 유제품, 두류, 생선류(멸치, 뱅어포, 연어, 굴 등), 견과류(아몬드, 땅콩, 호두, 참깨 등), 채소류(케일, 파슬리, 브로콜리 등), 해조류(미역, 김, 다시마 등)에 풍부합니다.

〈칼륨·마그네슘·칼슘이 풍부한 식재료 및 그 함량〉

칼륨	- 시금치 데친 것 70g(칼륨 406mg) - 바나나 1개 100g(칼륨 380mg) - 고구마 100g(칼륨 450mg) - 감자 100g(칼륨 396mg) - 검은콩 2큰 술, 20g(칼륨 252mg)
마그네슘	- 시금치 데친 것 70g(마그네슘 73mg) - 아몬드 50g(마그네슘 147mg) - 콩가루 5큰 술, 30g(마그네슘 93mg) - 땅콩 50g(마그네슘 88mg)
칼슘	- 우유 1컵, 200ml(칼슘 224mg) - 멸치 20g(칼슘 381mg) - 검정깨 1큰 술, 10g(칼슘 110mg) - 케일 100g(칼슘 181mg) - 브로콜리 68g(칼슘 68mg)

[자료] 식품의약품안전처-우리 몸이 원하는 삼삼한 밥상

07

영양표시를 보면 건강이 보입니다.

대부분의 영양표시에서는 나트륨이 가장 상단에 위치하고 있어요. 1일 영양성분 기준치에 대한 비율로 %로 나타나며, 그 제품을 다 섭취하면 기준치 대비 얼마를 먹는 것인지를 나타내주는 것입니다.

나트륨뿐만 아니라, 당류 그리고 트랜스지방과 포화지방, 콜레스테롤에 대한 정보 등 영양성분표시를 반드시 확인하고 특히 가공식품 식재료를 구입하는 습관이 매우 중요합니다.

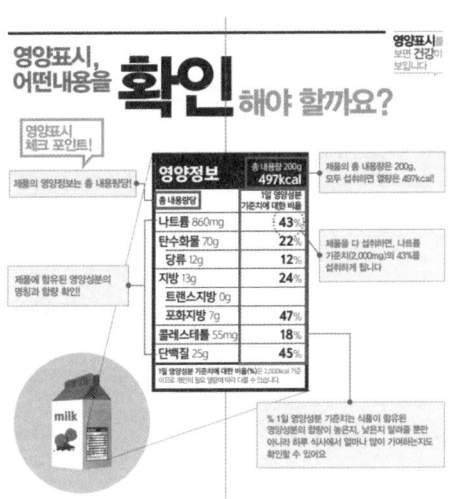

[자료] 식품의약품안전처-식품안전나라

3장. 저염 실천을 위한 영양관리

08

고혈압 측정 기준에 대한 오해와 진실

저에게 재미있는 질문을 하신 분이 계셨습니다.

우리나라의 고혈압의 기준와 미국의 기준이 다르므로, 혈압이 140/90mmHg이상이 되어도 건강에 아무 이상이 없으니 안심해도 되지 않냐고 말씀하셨습니다.

또 어떤 분은 고혈압의 기준이 적도부근에 사는 사람들과 극지방에 사는 사람들의 생활환경과 기후, 식생활 등을 반영하여 다르게 측정해야 하는 것이 아니냐고 반문하시기도 했습니다.

자. 정보의 홍수 시대에 이리저리 알고 계신 의학상식은 많아지는데 정리가 안 되어 답답하신 마음이 느껴졌고, 저도 내심 너무 놀란 마음이었지요. 그 기준을 명확하게 같이 정리해볼까요?

고혈압에 대한 질병 기준 역사는 그리 오래되지 않았습니다.

1988년 미국의 고혈압 가이드라인 합동재정위원회(Joint National Committee, JNC)에서 수축기혈압 140mmHg, 이완기혈압 90mmHg을 고혈압으로 정의하였습니다.

그러나 2017년, 불과 몇 년 전이죠? 미국심장학회와 미국고혈압학회가 합동으로 고혈압 가이드라인을 재정하면서 130/80mmHg이상을 새로운 고혈압 기준으로 제시하였습니다.

이로 인해 많은 논란이 있었고 최근 각국의 고혈압 가이드라인이 개정되며 나라에 따라 다르게 고혈압이 정의하는 상황이 발생하였고 고혈압의 진단기준에 대한 여러 오해와 이야기가 발생하고 있는 실정입니다. 고혈압에 대해서는 질병으로 인식되고 이해되기까지 짧은 시간이었습니다.

대표적인 예로 미국의 프랭클린 루즈벨트 대통령의 의무기록이 유명한데요. 1932년 대선 캠페인 중 루즈벨트 대통령의 혈압은 140/100mmHg라며 '매우 정상'이라고 홍보를 하였답니다.

그 당시에도 혈압에 대한 기준이 매우 모호하고 잘 알지 못하였다는 점이 보이는 부분입니다.

이후 시간이 흘러 1964년 미국 재향군인 연구에서 이완기 혈압 90-129mmHg 범위의 고혈압의 조절이 뇌졸중과 심부전 등 사망률 감소 효과가 있다는 결과가 확인되면서 고혈압을 숫자로 정의하고 이를 목표로 조절하는 가이드와 지침이 나오기 시작했습니다.

하지만 1960년대까지는 많은 사람들이 자신의 나이의 절반 값에 100을 더하여 그 수치까지의 혈압은 정상이라고 여기는 실정이었고, 고혈압의 치료효과에 대해서 논란이 많았지요.

이 계산법이 Swiss BP Rule이라 하여 "100+나이의 절반"을 이상적인 혈압이라고 칭해진 것입니다.

예를 들어 80세라면 "100+40"이니 140mmHg까지는 정상이라고 생각하는 것입니다. 당시 개념으로 '본태성고혈압(essential hypertension)'인데 이는 연령 증가에 따른 노화의 일환으로 고혈압을 자연스럽게 고려했다는 점이 보입니다.

이후 미국의 고혈압 가이드라인 외 1970년대부터 WHO와 국제고혈압학회에서 별도 고혈압 지침이 발표되었고, 우리나라는 2013년 개정판에서 본격적인 가이드라인 모습을 갖추며 유럽의 가이드라인을 수정하여 유럽과 거의 같은 지침을 사용하고 있어요. 이런 실정에서 2017년 미국심장학회와 미국고혈압학회가 합동으로 고혈압의 정의를 130/80mmHg로 변경한 것입니다.

여러 메타분석 등 연구결과를 근거로 하였지만, 이렇게 고혈압의 정의가 변경되면서 미국 인구의 13.7%가 고혈압 인구로 새로이 분류되어 미국의 고혈압 유병률은 31.9%에서 45.6%까지로 상승하여, 인구의 약 3100만 명이 고혈압 환자가 된 실정이 되었지요.

사회적 부담 비용까지 고려한 정책이겠지만, 그만큼 고혈압에 대한 질병 인식과 관리 기준을 강화한 상황입니다.

하지만 바로 다음 해인 2018년 한국과 유럽의 고혈압학회 가이드라인 기준은 '고혈압의 진단기준 혈압이 곧 고혈압의 1차적 치료목표 혈압'이라는 원칙으로 종전의 140/90mmHg기준이 유지되었습니다. 따라서 많은 분들이 미국의 기준을 한국이 그대로 따라간다는 점에서는 오해이신 것이며, 과연 어떤 기준을 설정하는 것이 현명한 가는 개인의 환경과 건강관리 상황에 따라 생각할 부분으로 남기겠습니다.

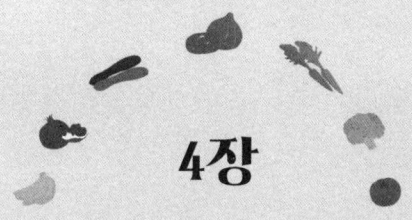

4장

저당실천을 위한 영양관리

01

당에 대한 오해와 진실

    요리할 때 설탕을 사용하지 않는다고 했더니, 호기심어린 눈빛으로 많은 질문을 하셨던 분이 기억납니다.

    어떤 분은 딸기도 설탕을 뿌리며(생토마토는 당연히 설탕 없이는 섭취 불가하다지요), 샐러드에 소스에도 추가 설탕을 부어야 달콤한 맛에 채소를 섭취할 수 있다고 하셨지요.

    운동을 즐겨하시는 분이였는데, 운동의 효과만 이해를 하지, 운동보다 더 중요한 영양관리를 간과하는 것이 아닌 가 우려된 심정이었습니다.

    정보의 홍수에서 사람들은 영양과 건강관리에 대한 관심이 높습니다만, 지식만큼의 실천이 따라주지 않는 현실이 안타깝기도 합니다.

    '저탄고지' 식단이 한때는 한창 유행이었지요. 탄수화물은 최소한으로 줄이고 그 빈자리를 지방으로 채우는 그런 식사입니다.

    탄수화물은 정말 정녕 살을 찌우는 원인물질일까요? 탄수화물자체에 대한 이해가 매우 중요합니다.

    예부터 한국인은 밥심으로 산다고 했지요? 농경사회의 곡물 중심 식단으로 우리 식문화에서 '흰 쌀밥'이 상징하는 의미는 매우 깊습니다.

이런 탄수화물은 1g당 4kcal의 에너지를 내는 체내 중요한 에너지 공급원이며 우리 몸에 글리코겐과 지방으로 저장해 두었다가 필요할 때 사용되는 기능을 하는 에너지 저장물질입니다.

뇌는 특히나 포도당을 주요 급원으로 사용하기에 학생들과 자라나는 성장기 아이들에게 아침밥은 더욱 강조가 되겠지요.

탄수화물이 고갈되면 뇌에서는 케톤을 에너지원으로 사용하게 되는데, 이가 없으면 잇몸으로 살아가는 케이스인 것입니다. 이로써 탄수화물 섭취는 케톤증을 예방해주는 기능도 있는 것이죠.

이런 탄수화물은 적혈구, 뇌신경세포, 근육 등에 사용되는 영양소이며 체내에서 중요한 기능을 하기에 이 친구를 잘 이해할 필요가 있습니다.

탄수화물이라는 영양소, 즉 당에 대해 살펴보겠습니다. 당류는 그 구조형태에 따라 단당류, 이당류, 다당류로 구분이 됩니다. 이는 우리 몸에서 소화 및 흡수와 너무 관련이 있어서 구분 기준과 당의 종류에 대해 기억하시면 식재료와 영양의 관계까지 원리가 쉽게 이해될 수 있습니다. 자 집중하세요.

단당류는 빠른 흡수와 에너지를 공급해줍니다. 왜 그럴까요?

다당류가 진주알을 길게 엮은 진주목걸이라고 생각하면, 단당류는 진주알 한 개인 셈입니다.

포도당이 진주알처럼 하나가 우리 혈액에 떠다는 것이죠. 그럼 몸의 에너지원으로 재빠르게 흡수되고 작용하겠지요?

맞습니다. 바로 그런 원리입니다. 포도당과 자연의 꿀과 과일에 풍부한 과당, 우유의 유당을 형성하는 갈락토오스가 대표적인 단당류입니다.

이당류는 이러한 단당류가 2개씩 짝을 이루어 형성하는 것이지요. 설탕으로 잘 알려진 자당은 포도당 한 분자에 과당 한 분자가 결합된 형태입니다.

쉽게 분리되어 몸에서 바로 싹 흡수가 될 것이 예상되지요?

유당은 포도당 한 분자에 갈락토오스 한 분자가 결합된 것입니다. 우유의 달콤한 맛을 형성하지만, 그래도 단맛이 비교적 적은 편입니다.

흰 우유는 엄청나게 달지 않자나요. 가공된 빨강색, 노란 색 우유가 문제이지요.

그리고 맥아당도 이당류인데 이는 포도당 두 분자가 서로 짝을 이루는 모습이며 보리의 맥아가 발아할 때 생성됩니다.

보리의 맥아? 네 맥주 맞습니다.

그러니 맥주에도 열량, 칼로리가 발생하고, 맥주만 마셔도 살이 찐다는 얘기를 하는 것이죠.

이제 다당류는 뭘까요? 진주목걸이를 기억하세요.

진주알로 한 개한개로 나눠지고 분리되어야 우리 몸에서 소화 및 흡수가 되어 에너지원으로 이용되는 건데, 이 진주알들이 촘촘하게 다 연결되어 있으면 끊어내는 데도 시간이 걸리겠죠?

맞아요. 소화가 그 만큼 느려지고 시간이 걸리는 것입니다.

자연스레 혈당관리에도 도움이 되고 이는 다이어트의 원리와도 밀접하게 상관관계가 있는 것입니다.

다당류는 식물에 저장되는 포도당인 전분과 동물의 근육과 간에 저장되는 포도당인 글리코겐, 그리고 식이섬유 등이 속합니다.

소화 및 흡수가 느리니 포만감을 높이고 장의 연동작용에 도움을 주는 여러 기능적인 효과가 있는 것이죠.

이러한 당류는 크게 자연당과 첨가당으로 구분됩니다.

자연당은 자연적으로 식품에 함유된 쌀 등 곡식과 과일에 자연스럽게 포함된 당입니다.

첨가당은 식품을 가공 및 조리하는 과정에서 임의로 첨가한 당을 의미하지요. 물엿과 설탕, 그리고 가공되어 판매되는 올리고당도 첨가하는 당이 되는 것입니다.

첨가당은 가공식품이나 요리에 추가하여 첨가된 당이기에 '빈 칼로리 식품' 즉 열량은 높지만 영양가는 없는 식품이라는 오명의 원인이 되기도 합니다.

사탕과 여러 가지 액상과당 음료가 대표적이겠습니다. 영양학에서 가장 주의할 점을 묻는 다면, '씹지 않는 탄수화물'이라고 강조하겠습니다.

씹지 않는 탄수화물, 즉 액상과당이 가장 혈당관리의 적이며, 영양관리에서도 가장 중요한 점이 아닐 수 없습니다.

02

무조건 탄수화물을 줄여야 할까요?

한국인의 1인 탄수화물 섭취기준은 유아 만1-2세부터 75세 이상의 노인까지 전체 생애주기에서 하루 평균필요량 100g이고, 권장섭취량은 130g입니다. 이는 충분한 열량을 섭취한 경우의 뇌에서 필요로 하는 포도당의 양을 환산하여, 포도당 에너지원이 부족하면 지방이 분해되어 케톤체에 형성되고 이로 인한 케톤증을 예방하기 위한 값으로 계산되었습니다(2020 한국인영양소섭취기준 근거).

즉 어떻게든 인체는 최소한 하루 100-130g의 탄수화물을 반드시 섭취하는 것이 권장된다고 기억하시면 됩니다.

완전히 탄수화물을 끊어버리는 식단관리는 득보다 실이 크다는 점도 기억하세요.

탄수화물에 대한 독성은 연구결과로 확인된 점이 충분하지 않아요. 즉 탄수화물이 나쁘다는 주장에서 체내 뇌세포가 반드시 필요로 하는 에너지원인 탄수화물은 억울하겠네요.

하지만 첨가당을 과잉으로 섭취하는 경우는 충치나 비만 등 질환과도 이어지며 좋지 않다는 연구결과는 쏟아지고 있습니다.

따라서 전 세계적으로 '1일 당류 섭취기준' 등이 별도로 설정하며, 여러 국가에서 당류 섭취기준에 대한 권고안을 제안하는 실정입니다. 그리고 탄수화물에 대한 에너지기준으로 적정비율을 한국인영양소섭취기준 2020으로 살펴보자면, 영아를 제외한 전 생애주기별 총 에너지 필요량의 55~65%를 탄수화물로 섭취하도록 적정비율이 확인됩니다.

즉 2000kcal를 하루에 필요로 하는 성인이라면, 275~325g(1100~1300kcal)의 탄수화물을 기본적으로 섭취하는 것이 권장되는 셈이지요.

자. 탄수화물을 무조건 제로로 섭취하는 것은 얼마나 잘못된 영양상식인지 아시겠지요?

〈 일부 국가의 당류 섭취 권고안〉

국가	권고안
영국	우유가 아닌 외인성 당으로부터의 에너지가 총 에너지의 10%미만 (알코올 섭취를 포함하지 않는 경우에는 11% 미만)이 되도록 섭취할 것
호주	설탕과 첨가당을 함유한 식품을 적당량만 섭취할 것
미국	첨가당으로부터 오는 에너지를 줄이고, 첨가당 함유 식품 소비를 제한하며, 단 음료수 섭취를 줄일 것
싱가포르	정제 및 가공당으로 부터의 에너지가 총 에너지의 10% 미만이 되도록 섭취할 것

출처 : Hess et al, Food Funct, 2012 / 현태선 외, 고급영양학, 2022

03

설탕과의 전쟁

우리 몸에서 중요한 당의 역할을 계속 강조했고 당에 대한 분류까지도 이제 꼼꼼히 살펴보았습니다.

당류의 기능은 정리하자면 우리 몸에 필요한 에너지를 공급해주고, 단맛이 있어서 기분을 좋게 해주는 효과도 있으며, 음식에 맛있는 단맛을 더해주는 기능도 합니다.

이렇게 소중하고 고마운 당! 하지만 과유불급이겠지요?

과하게 된다면 비만, 충치, 당뇨 등 대사증후군, 심혈관계질환 등의 원인이 되는 악순환의 고리에 빠지게 하기에 당 관리가 결국은 영양관리가 되는 셈입니다.

몇 년 전에는 '탕후루' 간식이 대유행이었지요?

과일에 설탕코팅을 한 탕후루 간식이 젊은 세대들 사이에서 선풍적인 인기였고, 이런 사례들로 비추어 당을 과하게 섭취하는 식습관이 문제되고 있습니다.

정부에서는 '설탕과의 전쟁'이라고 언론에 언급하며, 탄산음료에 고열량 및 저영양 표시를 강화하고 있지만, 한국 사람들의 당류 섭취현황과 위험성에 대한 보도 자료에 따르면, 하루 열량 중 가공식품으로 당류를 권고기준 이상으로 섭취하는 세대가 유아기, 아동기, 청소년기, 성인기(19-29살)가 모두 해당하는 것으로 확인되었습니다.

주로 섭취하는 식품은 음료류였고 우리 아이들이 액상과당으로 인한 과다한 당 섭취가 우려되는 실정입니다.

WHO기준으로 가공식품을 통한 1일 섭취 권고량은 50g이며, 이는 각설탕으로 약 16개로 결코 적은 양은 아닙니다.

하지만 2017년 기준으로 한국의 12-18세 청소년들의 가공식품을 통한 당류 섭취량은 56.7g으로 확인되어 미래세대들의 영양관리, 특히 혈당관리와 당뇨유병율이 증가하는 실태를 고민하게 합니다.

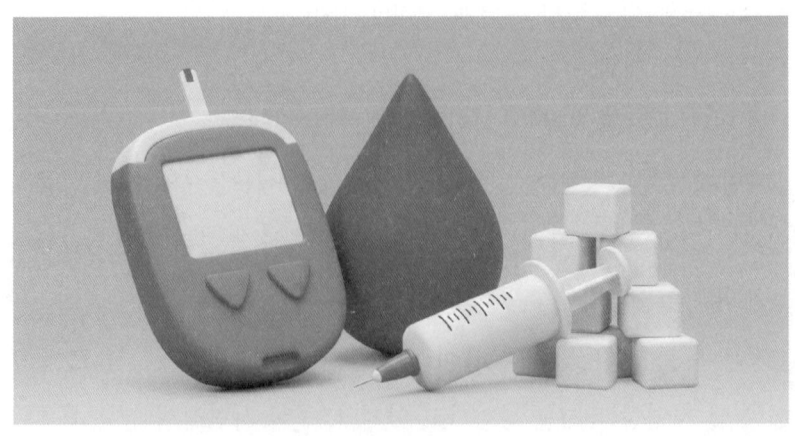

04

설탕중독과 도파민의 상관관계

 탄수화물과 당에 대해 이야기하다가 갑자기 호르몬 이야기를 한다는 건, 이들의 관계에 밀접한 상관성이 있다는 것을 의미하겠지요. 도파민 시스템은 동기나 의욕, 보상, 중독 등에 관여하며, 세로토닌이나 노르에피네프린에 비해 우울증과의 관련성에 대한 연구는 비교적 덜 이루어졌으나, 우울증의 생리에 관여합니다.

 잘 알려진 '행복호르몬'인 세로토닌은 위장관과 혈소판, 중추신경계에 주로 존재하며 행복의 감정을 느끼게 해주는 신경전달물질로써, 세로토닌이 감소되면 불면증, 수면장애 및 스트레스로 인한 우울증이 유발되지만, 세로토닌이 증가하면 삶의 활력에 도움이 됩니다.

 세로토닌은 음식물 섭취, 운동조절능력, 기억, 학습 및 감정조절 등 여러 가지 신경내분비계 기능과 관련이 있는데, 이러한 세로토닌과 관련이 높은 도파민은 기분과 보상심리, 의사결정에 관여하고 만족감과 쾌감을 형성하는데 도움을 주는 물질로써 운동조절, 감정의 표현, 신경내분비의 조절에 중요한 역할을 하지요.

 도파민의 과다 분비는 주의력결핍 과잉행동장애, 정신분열증, 약물 중독 등을 일으킬 수 있으나, 도파민의 부족은 우울증, 감정의 변화 등 신경적으로 많은 문제를 유발시키고, 운동 장애가 발생되어 손을 떨거나 동작이 느려지고 자주 넘어지는 등의 증세를 나타낼 수 있는 것입니다.

이런 도파민은 학습되는 호르몬이기에 단맛을 습관적으로 자주 섭취하면 뇌에서 분비되는 자극의 양상이 아주 강력하게 작동할 수 있습니다.

이렇듯 음식은 심리이며, 달콤한 유혹에 길들여지는 모습이 결국은 중독으로 이어지므로 주의가 당부되는 것입니다.

우는 아이에게 사탕을 주고, 달콤한 과자로 보상심리를 채우지 않도록 어른들이 지혜롭게 노력해주어야 할 부분이라고 거듭 강조하겠습니다.

05

당당하게 건강하려면 당을 찾지 마세요!

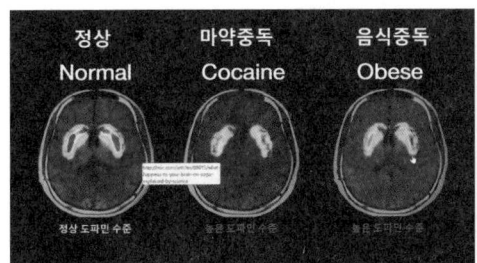 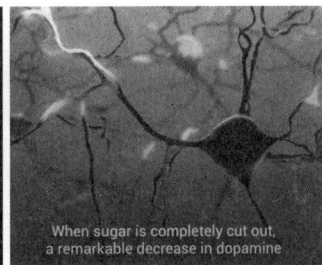

https://youtu.be/Mw30rfVJzBU?si=RSc1BkXgVB9eFDol

그림을 먼저 보시고, 그 의미를 생각해봅시다.

마약중독 시 뇌의 도파민 수준과 음식중독, 다시 말해 설탕과 같은 단맛의 중독 시 뇌의 도파민 수준이 거의 동일한 형태를 나타내고 있습니다. 이는 매우 강렬하게 뇌를 자극함을 알 수 있지요.

이렇게 달콤하게 맛있는 설탕, 즉 단맛을 끊어낸다면?

그 엄청난 자극이 급격히 다운되는 감정이 결국은 도파민이 급격히 다운된 결과 치라고 연구결과는 밝혀지고 있습니다.

단맛에 대해 요즘에 제로 칼로리 열풍이지요? 칼로리가 없는 제로라는 점은 매우 강력한 매력입니다만, 과연 우리의 미각신경과 뇌신경이 알고 있고 익숙하고 기억하고 있다는 영양학적인 관점에서 크게 고려해야할 점입니다.

맛은 순간은 혀가 느끼는 것이지만, 오래토록 뇌가 기억하는 것입니다.

단지 칼로리가 없다는 점보다는 혀가 익숙해진 단맛이 뇌가 기억하는 달콤한 자극으로 활성화 된다는 점에서 오늘 우리 아이의 단 음료와 과자, 사탕·젤리 간식을 한번은 고민해봐야 하지 않을까요?

〈설탕 중독 자가 체크리스트〉

☐ 하루라도 초콜릿, 과자, 빵, 1회용 커피 등 단 음식을 먹지 않으면 집중이 안 된다
☐ 항상 다이어트를 하지만 살이 잘 안 빠지고 다시 원 상태로 회복된다
☐ 스트레스를 받으면 단 음식을 먹어야 풀린다
☐ 이전과 비슷한 수준으로 단 것을 먹고 있는데 만족스럽지 않다
☐ 버릇처럼 단 것을 찾거나 배가 불러도 단 음식은 꼭 먹는다
☐ 빵이나 국수 종류, 떡, 과자 등을 배부를 때까지 먹는 경향이 있다
☐ 자신이 느끼기에도 단 음식을 지나치게 먹는 다는 생각이 든다

[자료] 식품의약품안전처 교육자료-우리 가족의 건강을 해치는 달콤한 살인자 설탕 중독

**3개 이상 : 설탕 중독 가능성이 높음

06

조청과 물엿

 어르신들은 조청을 직접 만드시고 그 맛을 상당히 선호하시는 분들이 많습니다. 단맛에 대한 수업을 진행하면 꼭 조청은 괜찮으냐는 질문이 빠지지 않아요. 조청에 대한 영양이야기를 시작합니다.

 조청은 쌀, 찹쌀, 밀, 보리 등 곡물이 원료이지요. 곡물을 자연 발효시켜 숙성과정을 거쳐서 천연의 당류를 만들고 단맛을 얻는 식재료가 조청입니다.

 조청은 복합당으로 전분이 여러 당류로 혼합된 형질이며 천연의 감미료라서 무기질이 풍부한 장점이 있습니다. 그래서 전통음식에는 조청이 빠질 수 없으며, 가래떡을 찍어먹거나 한과를 만들 때도 필수 재료가 되지요. 반면에 물엿은 현대판 조청이 아니라 단순당과 이당류가 주를 이룬 시럽이라고 생각하면 됩니다. 물엿은 주로 옥수수 전분과 감자 전분 등을 원료로 효소처리를 하여 당화시켜서 제조합니다. 조청은 진한 갈색을 나타내지만 물엿은 투명하고 맑지요. 조청보다 단맛이 강하고 효소로 전분을 당화하였기에 과자와 음료, 조림요리에 많이 쓰입니다. 물엿이 마지막에 추가되면 반질반질 윤기도 나지요.

어르신들이 천연이라는 이유로 조청 섭취가 비교적 높은 경우가 많아요. 이는 단맛에 대한 기호와 단맛 자체를 우리 뇌가 기억한다는 점에 중심을 두고 생각해볼 문제입니다.

이는 대체당이니 괜찮은가? 라는 문제와 비슷하게 귀결되는데, 단맛 자체가 익숙해지는 식습관은 결코 바람직하지 않습니다.

덜 단맛, 식재료 자체의 맛을 느끼는 미각이 중요하며 자극적인 맛이 그것이 조청이 되더라도 양이 많아지고 익숙해지는 것을 주의해야겠지요.

조청과 물엿은 조리 시 양념류로 적당히 활용하시길 바랍니다!

07

총 당류의 에너지 기여 비율

영국의 애프터눈티는 달콤한 맛으로 포장되는 럭셔리한 삶을 대변하는 듯 합니다.

먹방의 유혹은 모두 단짠단짠으로 기억됩니다.

한식은 단맛이 비교적 덜하며 안전하고, 외국 사람들은 왠지 단맛을 더 많이 먹는 거 같나요?

전세계적으로 여러 나라에서 세계보건기구 WHO기준으로 총 에너지 섭취량의 10-20%만 총 당류섭취량으로 권고합니다. 그리고 천연당이 아닌 인위적인 첨가당 섭취는 총 에너지 섭취량의 5% 이내로 명시합니다.

즉 하루 2000kcal를 먹는 성인기준으로 당을 200-400kcal만 권한다는 것이고, 과자나 음료 같은 첨가당이 고함유된 식품은 100kcal까지만 허용을 권장한다는 것입니다. 너무 팍팍하다고요? 우리나라도 보건복지부 기준은 총 당류섭취량은 총 에너지섭취량의 10-20%로 2000kcal기준 g은 50-100g정도로 WHO와 동일합니다.

하지만 첨가당섭취량은 총 에너지섭취량의 10%이내까지 허용해서

2000kcal기준 50g까지로 권장합니다. 여기서 총 당류는 모든 식품으로부터 섭취하는 당류이며, 첨가당은 설탕 및 음료 등 가공식품으로부터 섭취하는 당류입니다.

이렇듯 당에 대한 섭취기준은 분명히 명시함으로써 과도한 당, 특히 첨가당의 섭취를 경계한다는 점을 우리는 꼭 기억해야겠습니다.

우리나라의 연령별 당류 섭취현황 자료로, 식품의약품안전처의 우리나라 국민의 영양성분 섭취량 심층 분석 연구를 확인해보면, 가공식품 섭취량은 3-29세 연령층에서 기준을 훨씬 초과하고 있습니다. 한때 탕후루의 유행이 있었지요?

달콤한 맛의 유혹은 어린 시절의 추억으로 각인되어, 젊은 성인기까지 모두 영향을 미치게 됩니다. 이는 평생의 건강관리와 직결될 수 있는 문제이며, 단맛에 길들여져서 도파민의 중독으로 이어질 수 있는 무서움이 있다는 사실이 더 두렵게 하지요.

자. 생각해보면, 지금의 50대 이상의 중년 및 노년분들은 어린 시절에 달콤한 아이스크림과 과자를 일상적으로 드시진 못하셨을 겁니다. 하지만 지금은 각종 디저트류도 체인점으로 활개를 펼치며 너무 많은 단맛 속에서 우리 아이들은 성장하고 있습니다.

해마다 보고되는 젊은 당뇨인의 유병율 실태와 가공식품으로 인한 단맛 섭취 증가는 그 상관관계를 확인하게 합니다.

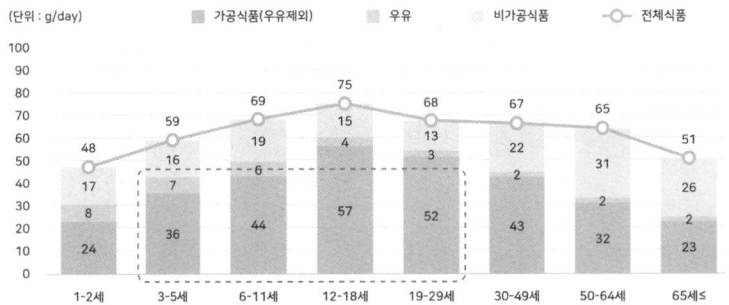

(출처 : 식품의약품안전처교육자료, 우리나라 국민의 영양성분 섭취량 심층 분석 연구(식품의약품안전처,2019), 가공식품으로부터의 당류 섭취량(성별, 연령별)(국민건강영양조사, 2017)

 과자와 사탕을 즐겨하시지 않으니 나는 단맛을 비교적 적게 섭취한다고 안도하실 수도 있습니다. 하지만 마음 놓기에는 한 번 더 자신을 살펴보아야 겠습니다.

 우리나라 국민의 영양성분 섭취량을 심층 분석한 연구에 의하면 음료 및 차류에 의한 당 섭취가 17.8%정도를 차지합니다. 반올림해서 20%정도네요.

 맞아요. 액상과당이 함유된 우리가 평소에 아침에 마시던 캔 커피, 운동하고 마시던 스포츠 음료, 저녁에 홍초주스라고 생각하고 마셨던 과일 맛 음료 이 모든 게 결국은 설탕이 듬뿍 담긴 물을 벌컥벌컥 마시고 있었다는 사실입니다.

 첨가당으로 당의 섭취는 과일로 섭취하는 천연당 섭취률 보다 높은 실정입니다.

 생각보다 빵 및 과자류로 섭취하는 당이 6.3%로 가장 낮네요. 노인 대상 연구를 보면 믹스커피를 하루 한잔이상 섭취하시는 분들이 굉장히 많습니다. 맞아요. 믹스커피의 1/3이상을 차지하는 흰색 가루는 프림과 설탕이지요.

결국 설탕을 한 스푼 그냥 드시는 것이니 노인분들 대상 영양 상담에서도 난 단거 싫어해 하시면서 조청으로 만든 유과와 믹스커피를 경로당과 노인정에서 즐겁게 섭취하시는 습관이 있으십니다.

너무 걱정하시진 않아도 괜찮아요.

하지만 사소한 습관이 나의 건강관리를 만드는 것이고, 특히 당뇨 등 질환을 앓고 계신다면 이야기가 달라지는 것이니 반드시 영양을 잘 알고 실천해야겠습니다.

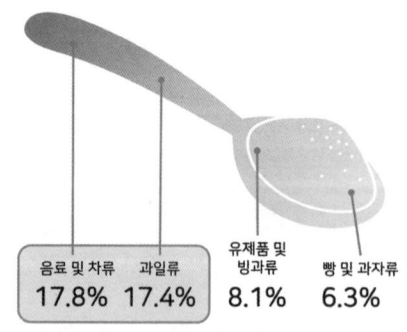

(출처 : 식품의약품안전처교육자료, 우리나라 국민의 영양성분 섭취량 심층 분석 연구(2019))

한국인의 총 당류 섭취실태에 대한 평가 연구결과, 1일 평균 총 당류 섭취량이 61.4g에 달하며, 이를 각설탕으로 환산하면 20-21개수 준입니다. 또한 에너지 섭취비율로 보면 12.8%이니, 앞서 말씀드린 WHO와 우리나라 보건복지부에서 권고하는 하루 섭취에너지 열량의 10-20%까지만 권장한다는 비율 범주 내에 속하긴 하지만, 천연당이냐

첨가당이냐에 대해서는 각 개인의 식사섭취 실태를 꼼꼼히 확인해야 할 부분입니다.

우리가 다빈도로 섭취하는 식품군에 함유된 당의 함량을 보면 액상 요구르트는 당류 약18g이며, 건강주스라고 생각했던 각종 채소주스들도 당류가 10g정도는 함유하고 있습니다.

같은 호상요구르트라고 해도 과일 맛이 나는 첨가당이 더 추가된 제품은 당류가 약 11g 정도이고, 플레인 맛이라 당이 전혀 없을 거라고 생각되는 호상요구르트도 당이 4g정도는 함유되는 실정입니다. 완전히 당류가 무(無)인 가공식품을 찾는 것은 거의 불가능하다고 저는 강조 드리겠습니다.

영양관리를 위해서 비교적 많은 당이 함유되며 한 순간에 들이킬 수 있는 액상의 요구르트보다는 채소주스를 선택하길 권장 드리고 과일 맛이 나는 달콤한 호상요구르트도 유산균이 풍부하리라 안도하며 선택하기 보다는 그냥 플레인 요거트를 적극 추천합니다. 달콤한 크림이 함유된 빵을 좋아한다면 어떤 선택을 해야 할까요?

가공음료와 케이크보다는 흰 우유 그리고 꿀과 앙금이 없는 떡류를 차라리 드시는 것이 당 섭취를 관리하는 지름길입니다.

선택이 너무 가혹하다고 하실까요?

자제하고 절제하는 스트레스 상황이 아닌 영양지식을 차곡차곡 쌓아서 지식이 지혜가 되어 습관이 되어야 겠지요?

〈자연식품과 가공식품의 당류 함량(예시) 비교〉

자연식품		가공식품	
포도 (100g)	12.2g	과일주스 (180ml)	30g
옥수수 (100g)	6.2g	캐러맬팝콘 (60g)	16g
흰 우유 (200ml)	9g	초콜릿 우유 (200ml)	29g
물 (200ml)	0g	탄산음료 (250ml)	28g

(출처 : 식품의약품안전처교육자료, 2019년도 식품안전영양교육 초등학교 통합 교재 지침서(덜달게덜짜게바로알기))

08

당과 함께 하는 삼총사 질환

요즘은 이 질환 삼총사들이 더욱 각광받고 있습니다. 당 섭취가 과다하면 함께하는 삼총사들을 꼭 기억해야 겠습니다. 바로 고혈압, 비만, 당뇨입니다. 비만도 질병이네요.

설탕을 과다하게 섭취하면 그렇지 않은 경우보다 심장병으로 인한 사망 위험이 3배 이상 높아지고, 하루에 가당음료 1-2잔을 섭취하는 사람은 그렇지 않은 사람보다 당뇨병은 26%, 각종 대사증후군은 20%가 질환에 걸릴 확률이 높아진다고 확인되고 있습니다.

고혈압의 66%, 비만의 39%, 당뇨의 41%가 바로 과도한 당 섭취와 상관관계가 있다고 하니, 저당을 실천하는 영양관리가 생활과 습관이 되어야 하는 실정입니다.

2022년 기준으로 질병관리청의 국민건강영양조사 결과, 한국인 19세 이상의 비만 유병률은 37.2%입니다만, 그중 남성을 기준으로는 47.7%가 비만 유병률로 확인되었습니다.

'유병'의 의미는 '병이 있다' 이지요? 질환으로 인정되는 비만의 비율이 한국 남성의 거의 절반이라는 부분에서 크게 경각심을 가져야겠습니다.

 살과의 전쟁이라고 하는데, 국가 차원에서도 비만문제는 심각하게 확인되어 '비만 관리'에 대한 법이 만들어지려는 사회적 실정이지요.

 이 삼총사 질환과 당의 관련성을 좀 더 세밀하게 살펴보자면, 당 섭취가 높은 그룹은 수축기혈압6.9mmHg, 이완기혈압5.6mmHg정도 유의적으로 높은 수치를 나타내며, 이는 고혈압과 양의 관련성이 확인됩니다.

 가당 음료수 섭취가 높은 그룹은 낮은 그룹에 비해 제2형 당뇨병 발생위험도가 26% 정도 증가하는데, 이는 당 섭취와 당뇨병 발생 간의 양의 관련성이 있는 것입니다.

 이와 연결되는 비만과의 관계는 당 섭취와 체중 증가의 양의 관련성은 당연하게 나타나는 것이지요.

 질병은 나의 쾌락의 결과일 수도 있다는 사실이 극명하게 확인됩니다. 조금은 자제하고 절제하는 삶의 태도가 단맛 중독에서 벗어나는 길이지 않을 까요?

09

단순한 당과 복잡한 당

 탄수화물을 모두 나쁘다고 할 수 있을까요? 당을 피해야 하니 이제는 탄수화물을 최소한으로 먹어야 할까요? 크게 오해하시는 부분이 바로 이점입니다.

 답을 말씀드리자면, 단순당은 독이며, 복합당은 약이라고 생각하시기 바랍니다.

 단순한 당과 복잡한 당? 어떻게 이런 표현을 할 수 있을까요.

 탄수화물을 분류 기준을 생각하며 '단순당', '복합당'이라는 표현이 교과서에서도 확인되는 용어입니다.

 탄수화물은 탄소, 수소, 산소로 구성되며 가장 간단한 탄수화물의 하나인 글루코스(포도당)는 분자식이 $C_6H_{12}O_6$입니다.

 식물들은 광합성을 통해 글루코스를 합성하고 글루코스의 중합체는 전분이 되어 식물에 저장되며, 감자와 고구마 등이 전분이 많이 함유된 대표적인 탄수화물 식품의 예이지요.

 이런 탄수화물은 단당류, 이당류, 올리고당류, 다당류로 구분이 되고 이때 단당류와 이당류는 단순당이며, 올리고당과 전분, 식이섬유와 같은 다당류는 복합당으로 분류기준이 설정됩니다.

앞에도 설명 드렸지만, 포도당 한 개를 진주알로 생각하고, 그 진주알이 여러 개가 엮여서 진주목걸이가 된다고 생각해봅니다.

진주목걸이를 이어진 형태는 복합단인 다당류이며, 그 한 개 또는 두 개의 진주알은 단순당인 셈입니다.

소화와 흡수 원리는 어떨까요?

네. 당연히 단순당은 한 개 또는 두 개의 진주알 같은 포도당이 인슐린을 만나서 세포로 빠르게 흡수되어 에너지원으로 활용될 수 있지만, 복합당은 진주목걸이에서 진주를 한 알씩 때어내는 시간도 필요합니다.

이 경우 소화와 흡수되는 시간이 천천히 된다고 추측할 수 있으며, 사실 그러합니다.

이로써 단순한 당과 복합한 당에 대해 조금은 이해되시죠? 자 그럼 이 단순당과 복합당이 인체에 들어와서 작용하는 기전이 어떠한지 비교 및 분석하고 바르게 이해할 필요가 있습니다.

사실 영양학의 기본, 특히 혈당관리의 원리는 바로 이 부분이 핵심입니다. 단순당은 진주알 같은 포도당 분자가 한 개 또는 두 개로 형성되어 인체 내에서 소화와 흡수가 빠릅니다.

이로 인해 혈당이 급상승되며, 자연스레 췌장의 인슐린은 과다하게 분비되어 올라간 혈당을 다시 내리기 위해 무지하게 애쓰게 되는 것이죠.

인슐린하고 스트레스 호르몬이 비례 관계로 관련되어, 코르티솔 같은 스트레스 호르몬도 체내에 증가하게 됩니다.

과도한 단순당의 섭취는 체내에 중성지방이 저장되는 상황으로 이어지며, 이로써 내장지방이 축적되는 악순환의 고리로 들어가며, 급기야 삼총사 질환인 비만과 당뇨, 고혈압으로 연결되는 원리입니다. 도미노 같은 순환의 관계를 꼭 기억하세요.

그럼 복합당의 기전을 확인해볼까요?

진주목걸이를 생각해봅니다.

진주알같이 낱낱이 끊어져야 세포 속으로 인슐린호르몬을 만나서 들어갈 수 있는데, 이 경우 당연히 시간이 소요됩니다.

즉 소화 및 흡수가 천천히 이루어지며 느린 편입니다.

이로써 혈당이 완만하게 상승하게 되고, 인슐린 호르몬도 갑작스럽게 과도하게 분비되는 것이 아니라, 늘 하던 대로 정상적으로 분비가 되는 것입니다.

영양관리에서 인슐린 호르몬이 너무 과중하게 임무를 다해서 췌장이 지치지 않도록 하는 것이 정말 중요합니다.

인슐린이 과하지 않으니 관련된 스트레스 호르몬도 분비될 이유가 없습니다. 과도한 당이 중성지방의 형태로 되어 내장에 축적되지 않기에 내장지방이 쌓이는 일명 '나잇살'도 예방되어 나이를 잊은 젊음의 즐거움도 만끽하게 되지요.

자연스레 당뇨병과 비만과 같은 삼총사 질환과는 거리가 멀어지는 선순환의 구조로 흘러가는 것입니다.

단순당과 복합당, 어떤 탄수화물 함유 식품에 우리가 손을 뻗느냐에 따라 건강에는 큰 차이를 가져옵니다.

〈단순당과 복합당 비교〉

	단순당	복합당
질환	당뇨병, 비만 유발	당뇨병, 비만 감소
소화 및 흡수	빠름	느림
혈당상승	급상승	완만한 상승
인슐린호르몬	과다한 분비	정상 분비
내장지방	축척	방지
스트레스호르몬	분비됨	분비되지 않음

〈생활 속 당 줄이기 실천 tip〉

식품 구매	▫ 식재료 구매 시 가공식품보다 천연식재료를 구매해요 ▫ 가공식품 및 음식 구매 시에는 영양성분 표시(당 함유 및 비율)를 반드시 확인해요 ▫ 당 함량이 높은 식재료는 구매를 자제해요
식품 조리	▫ 설탕 사용을 줄여주는 단맛을 함유하는 식재료를 알고, 현명하게 활용합니다 ▫ 열을 가하면 단맛이 강해지는 천연감미료! 양파를 채 썰거나 다져서 중간 불에서 충분히 볶으면 설탕 없이도 단맛을 낼 수 있어요. 각종 드레싱이나 설탕의 양을 줄이고 대신 양파를 갈아 넣어보세요. ▫ 양배추는 양파와 달리 생으로 사용해도 단맛을 느낄 수 있어요. 양파처럼 갈아서 사용해도 좋고, 양배추를 살짝 찌거나 볶으면 단맛이 더 강해져요. 조림이나 찜에 설탕대신 삶은 고구마를 으깨 넣어보세요. 떡이나 쿠키, 케이크에도 자연스럽게 단맛을 낼 수 있습니다.
기타	▫ 각종 음료수 대신 무조건 물을 선택해요 ▫ 커피를 마실 때는 설탕이나 시럽은 빼도록 해요
외식	▫ 과일은 5℃정도로 차갑게 제공하며, 음식의 온도를 맞추어 첨가당이 없이 올바르게 섭취해요 ▫ 소스와 드레싱은 다른 그릇에 담아서 찍어 드세요 ▫ 소스가 과하지 않도록 구멍 뚫린 스푼 등 도구를 사용하여 당 섭취를 줄여요

10

물 한 잔! 순환의 강줄기

액상과당이 없는 가공주스를 찾기는 어렵습니다.

달달한 주스, 탄산음료, 커피는 물을 절대 대체할 수 없어요. 특히 액상과당이 많은 가공주스는 '과일의 탈을 쓴 당 폭탄'입니다.

주스를 마시면 더 갈증이 나는 이유는 우리 몸은 수분을 원하는 데, 당분을 콸콸 들이 부은 셈입니다.

이렇듯 물은 혈액순환을 원활히 하며, 음식물의 소화 및 흡수를 돕습니다. 목이 마르지 않아도 물이 보충되어야 해요.

커피, 주스, 술 말고 진짜 물을 마십시다.

공복에 한잔, 식전과 식후 30분 기준 한잔, 샤워 후 한잔, 자기 전 적어도 2시간 전에 한잔의 습관은 몸을 젊고 깨끗하게 만들어요.

혈관을 통해 영양소 운반하는 역할을 하는 수분보충은 몸 속 노폐물 배출을 위해서도 물을 종이컵 정도 크기의 잔으로 6~8잔을 필수적으로 섭취하는 것을 권장합니다.

요즘 소화력이 떨어진다며 효소를 찾는 분들이 많으세요.

아시나요? 몸 속 장기들이 소화를 돕기 위해 만드는 소화액에도 엄청난 물이 포함된다는 사실을!

하루 기준, 침 1.5L, 위액 2L, 담즙 0.5L, 췌장액 1.5L, 장액 1.5L등 개인별 차이가 있겠지만 총 6L이상의 물이 우리 몸의 소화관으로 분비됩니다.

소화가 잘 안 된다는 불평보다는 물을 마시는 습관이 더욱 중요하겠죠? 소장와 대장에서 흡수되며 배설되는 물은 100ml정도뿐이니 몸은 물이 귀하다는 것을 잘 이해하고 거의 다 재활용하고 있네요.

인체의 신비가 아닐 수 없습니다.

한국인 영양소 섭취기준의 자전거 그림에는 앞바퀴에 물이 있습니다. 수분 보충과 운동의 효과를 강조하는 것이죠. 그만큼 기본이지만 놓치기 쉬운 물! 물을 충분히 마시는 건 소화와 흡수, 배설의 전체 시스템을 돌리는 연료를 주입하는 셈입니다.

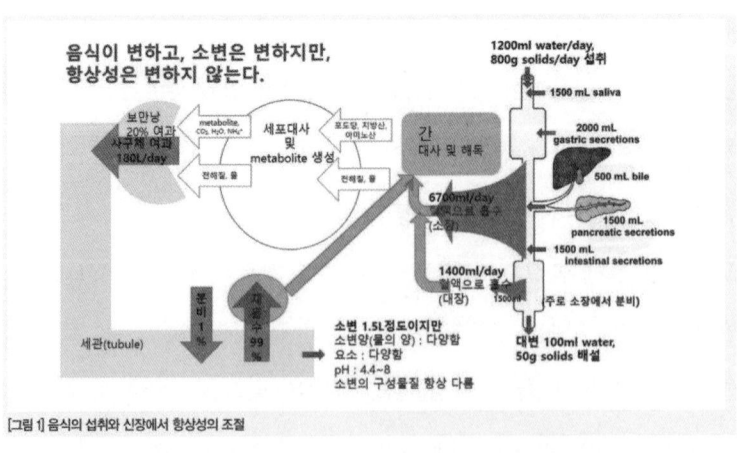

[그림 1] 음식의 섭취와 신장에서 항상성의 조절

https://www.kmpnews.co.kr/news/articleView.html?idxno=34930

11

당지수와 당부하지수에 대해 바로 알기

 탄수화물에 대한 기본 지식이 어느 정도 있고, 다이어트에 관심이 있다면 요즘은 혈당스파이크, 당지수, 인슐린민감도, 인슐린저항성 이런 용어들을 들어보셨고, 관심 있으실 겁니다. 여기선 맛보기로 일단 당지수와 당부하지수에 대해 이야기하겠습니다.

 당에 대해 살펴보면서 탄수화물은 식물성식품의 대표적인 급원이며, 유제품에도 유당과 같은 탄수화물이 일부 포함됩니다. 이런 탄수화물의 구성성분은 포도당인 단당류형태이며, 인체 내 세포의 가장 기본적인 에너지급원이 되는 것이죠.

 특히 뇌는 포도당을 주요 급원으로 사용하고, 우리 혈액 내 적혈구, 근육 등의 에너지원으로 사용하고서 그래도 과량으로 남는 포도당은 체내에서 지방으로 축적되어 혈당수치를 높이게 됩니다.

 과잉의 포도당으로 인한 고혈당은 인슐린 분비와 근육과 지방세포의 포도당 이용을 자극하게 되는 것이죠. 이는 당뇨병과 연관됩니다.

 이렇듯 우리가 탄수화물 함량이 높은 식품을 섭취하면 혈중 포도당의 농도가 상승하는데, 모든 탄수화물이 혈당에 동일한 상승 곡선을 그리며 영향을 주는 것이 아니라는 사실에 주목해야 합니다.

즉 탄수화물을 함유한 식품이 우리 체내에서 얼마나 빨리, 그리고 얼마나 많이 상승하는 지 그 곡선의 형태에 주목해야하며, 이는 전분의 구조와 식품에 포함된 식이섬유의 함량, 식품 내의 다른 영양소(지방, 단백질) 등에 의해 차이를 보이게 됩니다.

다시 말하면 탄수화물군의 모든 식품들을 조심하라는 의미가 아니라, 식이섬유가 풍부하게 포함되며 정제되지 않은 자연식의 탄수화물 식품을 잘 선택하여 섭취하는 것이 혈당관리에 가장 중요한 포인트인 것입니다.

이것만 분명히 알아도 비만과 당뇨를 무조건 예방하고 관리할 수 있다고 확신합니다.

먼저 당지수(GI : glycemic index)에 대해 살펴봅니다. 포도당을 기준 식품으로 하고, 혈당지수를 100으로 설정합니다.

대부분 포도당만 구성된 탄수화물 식품은 정제된 밀가루로 만든 흰빵, 백미로만 지은 쌀밥이 대표적인 예이겠지요.

이 포도당(글루코스 100)대비 특정 식품을 섭취할 경우의 혈당의 상대적 상승 값을 의미하며, 그 상승 곡선의 형태를 기준으로 섭취 후 혈당 상승의 빠르기와 크기(강도)를 나타냅니다.

일반적으로 저당지수는 55이하 식품들을 의미하며, 중당지수는 56~69이고, 당지수가 70이상이면 고당지수라고 분류합니다.

저당지수 식품의 대표적인 예로는 밀, 귀리, 보리, 콩 등의 곡류와 야채류(버섯, 해조류 포함) 및 과일류, 우유 및 유제품이 있고, 고당지수

식품들은 흰쌀, 떡, 도넛 등 빵류, 구운 감자, 콘플레이크, 라면과 우동 같은 면류 등입니다.

이 당지수는 식품 1회 분량에 함유된 탄수화물의 양은 고려되지 않았으며, 이를 보완한 것이 당부하지수입니다.

당부하지수(GL : glycemic load)는 식품에 포함된 탄수화물 양(50g)이 아닌 식품의 1회 분량에 함유된 탄수화물의 양을 기준으로 혈당 반응을 측정하였습니다.

각 식품의 탄수화물 50g을 섭취한 후 2시간 동안의 혈당변화를 표준 식품이나 포도당 50g을 섭취한 경우를 100으로 기준하여 이를 비교한 상대적인 수치인 것입니다. 즉 당부하지수의 계산을 위해서는 식품의 혈당지수를 100으로 먼저 나누고, 이 식품의 1회 분량 내 탄수화물 함량(g)을 곱하는 것입니다.

당부하지수는 20이상이면 고당부하지수 식품으로 분류되며, 당부하지수가 10이하이면 저당부하지수로 분류합니다.

당지수와 당부하지수에 영향을 주는 요인은 식품의 형태, 식품 구성 입자의 크기, 가공의 과정, 전분의 특징, 식이섬유소 함량 등에 따라 달라지는데 전분의 형태는 특히 가장 중요한 요소입니다.

전분은 아밀로오스와 아밀로펙틴으로 분류되는데 아밀로오스는 진주알 같은 포도당이 일렬로 연결된 진주목걸이 같은 구조이고, 아밀로펙틴은 나뭇가지 같은 가지가 마구 연결되는 복잡한 구조입니다. 잔가지들은 끊어지기 쉽겠지요? 아밀로펙틴이 더 쉽게 젤라틴화되고 소화도 빠르게 진행됩니다.

또 생각해보면 물에 녹는 수용성 식이섬유는 끈적끈적하여 전분과 효소의 상호작용을 방해하고 이로써 당의 소화와 흡수속도를 늦추어 결국은 당지수를 낮게 하는 것입니다.

식이섬유의 함량에 따라 당지수와 당부하지수가 달라지고, 이는 혈당스파이크, 즉 혈당상승 곡선에 영향을 미치며 결국은 인슐린 저항성 및 민감성과도 연결되는 원리입니다.

당지수가 높은 식품을 섭취하면 식후 2시간이내에 혈당곡선에 가장 높은 정점이 형성되고, 그 2시간동안은 혈당에 대한 반응 곡선의 면적이 넓게 분포됩니다.

갑작스런 혈당 급상승으로 인해서 인슐린이 긴급으로 과잉으로 분비되며 식후 2시간이 지나면 오히려 공복 상태의 비교적 안정적인 혈당보다 더 떨어지는 저혈당 증상도 발생할 수 있습니다.

반면에 당지수가 낮은 식품을 섭취하면 혈당곡선의 가장 높은 정점치도 낮아지고, 식후 2시간 동안의 혈당 반응곡선도 비교적 완만하고 총 면적이 적으며, 식후 2시간 이후의 저혈당도 예방하고 관리되는 결과를 보여줍니다.

하지만 두 지표 모두 다양한 식품을 한꺼번에 섭취하는 경우 혈당의 변화를 예측하는 것은 현실적으로 한계를 나타냅니다.

다시 말하면, 우리가 흰 식빵 한 덩이만 딱 섭취하는 경우가 과연 몇 번이나 될까요? 각종 채소를 포함한 샌드위치형태, 과일주스 또는 우유, 커피와 곁들일 수도 있으며, 쌀밥을 섭취한다고 해도 고깃국과 달걀후라이 등 다양한 반찬을 함께 하는 것이 생활에서 현실적입니다.

따라서 한 가지 식품에 부여되는 당지수 및 당부하지수를 기계적으로 고민하기 보다는 전체적으로 높은 당지수 및 당부하지수의 식품을 섭취하는 빈도가 높으면, 상승한 혈당을 저하시키기 위한 인슐린 분비가 증가하고 이로 인해 인슐린 민감도는 감소하며 인슐린 저항성이 높아지는 결과로써 결국은 당뇨병 및 심혈관계질환 등 위험도가 높아질 수 있다는 상관관계로 이해하는 것이 핵심입니다.

오늘날은 서구화된 식습관이 현대인에게 문제라곤 하지만, 우리나라는 한식에서 탄수화물이 주된 공급원이고, 탄수화물 중심의 식물성 식품과 곡류를 주식으로 합니다. 따라서 혈당관리를 위해 당지수 및 당부하지수를 정확하게 알고 건강에 미치는 영향과 생활습관성 만성질환과의 관계를 이해하는 것이 매우 중요합니다.

〈일부 식품의 당지수와 당부하지수〉

지수	식품명	당지수 GI	당부하지수 GL
저당지수 (저당부하지수)	켈로그 올브랜	30	4
	과일빵	44	6
	호밀빵	58	8
	고구마	44	11
	옥수수	54	13
	저지방아이스크림	50	3
	강남콩	28	7
	사과	38	6
고당지수 (고당부하지수)	켈로그 코코팝	77	20
	켈로그 콘프레이크	77	20
	베이글	72	25
	구운 감자	85	26
	튀긴 감자	75	22
	환타	68	23
	팬피자	80	22
	프렌치프라이	75	22

(출처 : 당지수(Glycemic index)와 만성질환)

12

제로의 시대 0kcal 대체감미료는 안전하다?

설탕이없으니 괜찮은가요? 대체감미료에 대해 이야기를 시작합니다. 대체감미료는 '비영양감미료'라고도 하지요.

장에서 흡수 되지 않아 에너지원으로 활용되지 못하고, 일부는 소량만 흡수되어 저에너지를 제공하기에 저칼로리 식품이라고 고려됩니다.

천연감미료보다는 덜 달기 때문에 아주 소량으로도 강한 단맛을 나타낼 수 있는 특징을 가지며, 종류로는 뉴슈가로 불리는 사카린나트륨, 그린스위트라 불리는 아스파탐, 설탕의 영문명인 수크로스와 이름이 비슷하여 헷갈릴 수 있는 수클랄로스 등의 제품이 있습니다.

단맛을 줄인 식생활 교육은 매우 강조되며 저도 여러 번의 교육 주제로 많은 분들과 함께 했었습니다.

그때마다 질문이 대체감미료는 칼로리가 없으니, 달콤한 행복을 영위하면서 동시에 비만과 당뇨관리의 우려가 없으니 맘껏 섭취해도 괜찮은가에 대한 질문이 항상 함께하였지요.

결론부터 일단 말씀드리자면, 아스파탐과 스테비아, 알룰로스 등의 대체감미료는 포도당과 달리 단기간의 섭취 시에는 혈액 내 혈당수치에 영향을 주지 않을 수 있습니다.

하지만 항상 단맛을 찾고 단맛에 중독된 식생활을 유지한다면 제2형 당뇨병 유발의 위험은 피할 수가 없게 됩니다.

이는 지속적으로 대체감미료가 포함된 단맛을 섭취하면 체질량지수인 BMI도 높아질 수 있고 결국은 비만, 당뇨, 심혈관 질환으로 이어지는 양상이 되는 것이죠.

일부 연구에서는 임신기에 대체 당 섭취 시 아이의 천식 및 알레르기 위험증가, 인지기능 감소를 나타낸다는 연구결과도 확인됩니다. 무엇보다 강조하고 싶은 부분은 단맛에 지나치게 의존하고 중독될 수 있다는 무서움입니다.

대체감미료는 칼로리가 없거나 매우 낮다는 인식 때문에 섭취 양자체가 많아질 수 있는 우려가 있습니다.

맛은 혀가 느끼는 건가요?

맞아요.

혀의 5천여 개의 미뢰는 수십 개의 세포 집합체이며, 인류는 달콤한 단맛의 유혹을 뿌리치기 어렵게도 입술과 닿는 혀의 가장 첫 끝단에 단맛을 느끼는 미각세포가 가장 많이 분포하며 단맛이 가장 안전한 맛이라는 본능에 이끌려 왔습니다.

단맛을 일단 혀에서 감촉을 느끼지만, 해마에서 오래도록 기억하고 시상하부에서 도파민 호르몬까지 분비되도록 하는 것은 뇌의 작동입니다.

중요한 점은 단맛의 의존과 중독을 뇌가 생생하게 기억하게 된다는 점이 포인트입니다.

궁극적으로는 혀가 쫓는 맛에 처음부터 내 몸이 길들여지지 않도록 하는 것이 결국은 건강한 영양관리의 핵심이기도 합니다.

그리고 한 가지 더 대체감미료를 활용한 제품을 섭취할 때 주목해야할 부분은 설탕의 빈자리를 어떤 영양소로 채워진 것인지 확인해야 한다는 점입니다. 대부분 대체감미료 사용 제품은 건강한 제품이라는 이미지의 상품으로 마케팅 됩니다.

이로써 설탕제로라는 제목으로 칼로리가 낮은 식품인 것처럼 소비자를 현혹할 수 있으며, 제품의 포장지에 작성된 영양성분표시를 꼼꼼하게 확인하는 지혜가 요구됩니다.

대체감미료가 사용된 제품은 지방의 함유량을 높여 지질 특유의 깊은 풍미와 부드러운 식감을 살려서 상용화되기도 하니, 칼로리가 낮은 식품이 아닐 수 있음을 꼭 기억하고 과한 섭취를 반드시 주의해야 할 것입니다.

〈수크로스(설탕)의 단맛을 1로 기준한 경우, 상대적 단맛 비교〉

종류	감미료	상대적 단맛
당	락토스(유당)	0.2
	말토스(맥아당)	0.4
	글루코스(포도당)	0.7
	수크로스(설탕)	1.0
	프룩토스(과당)	1.2~1.8
당알코올	솔비톨	0.6
	만니톨	0.7
	자일리톨	0.9
대체감미료	아스파탐	180~200
	아세설팜칼륨	200
	사카린	300
	수크랄로스	600

**동일 중량 대(g) 대비

〈대체감미료의 종류와 특징〉

종류	세부 특징
사카린나트륨	▫ 가장 오래된 합성감미료 ▫ 수크로스 대비 약300배 높은 단맛을 가지나, 가열하면 쓴맛이 발생 ▫ 과거 동물실험에서 방광암 유발 가능성이 제기되었으나, 현재 인체 내 방광암 유발가능성은 없는 것으로 확인 ▫ 90개 이상 국가에서 사용을 허가 ▫ 다른 합성감미료에 비해 가격이 저렴함
아스파탐	▫ 페닐알라닌, 아스파트산, 메탄올로 구성 ▫ 약4kcal/g의 에너지 제공 ▫ 수크로스보다 180-200배 단맛 ▫ 조리 및 가열하면 단맛이 감소하므로, 조리가 완료된 후에 첨가를 권장 ▫ 임산부와 아동에게도 안전한 것으로 확인 ▫ 페닐케톤뇨증(PKU)환자는 선천적으로 페닐알라닌을 대사하지 못하며, 아스파탐 함유식품 섭취에 유의해야 함('페닐알라닌 함유' 표시 의무)
아세설팜칼륨	▫ 수크로스 대비 단맛이 200배 ▫ 열에 안정되어 조리 및 제과제빵에 사용 가능 ▫ 체내에서 거의 대사되지 않고 소변으로 배설되며, 에너지 섭취에 영향을 주지 않음
수크랄로스	▫ 수크로스보다 단맛이 무려 약600배 강함 ▫ 용해성이 좋고 열에 안정되어 조리 및 제과제빵에 사용 가능
스테비올배당체/스테비아	▫ 합성감미료가 아닌 천연식품에서 분리된 감미료임 ▫ 체중조절용 조제식품으로 많이 사용됨

(출처 : 플러스 고급영양학, 파워북)

13

식이섬유도 탄수화물입니다.

　사실 식단관리에 비롯되는 영양상담의 대부분은 단백질과 식이섬유에 매우 중점을 둡니다.

　특히 식이섬유가 탄수화물 식품군으로 분류된다는 점을 전혀 모르시는 분들도 많아요.

　이제부터 확실하게 식이섬유를 바로 알고 오해를 없애고 진실을 볼 수 있어야 겠지요?

　2020 한국인영양섭취기준에 의하면 한국 사람들이 주로 섭취하는 식이섬유는 배추김치, 사과, 감, 고춧가루, 백미 등으로 확인되었어요. 그러게요.

　외국에서는 애써 샐러드를 각종 소스를 곁들이면서 요리해서 먹지만, 우리는 김치로 식사에서 식이섬유 섭취 빈도가 높아지는 것입니다.

　필수영양소는 아니지만 식이섬유는 건강에서 매우 중요한 식사의 구성요소이며 사실 영양학을 평생 바라보는 입장에서는 '영양관리는 곧 식이섬유 섭취'라고 강조하고 싶네요.

　식이섬유의 급원식품은 곡류, 콩류, 과일류, 채소류, 버섯류, 해조류이며 이 식품들에 풍부하게 함유하고 있습니다.

특히 곡류와 콩류는 외피, 즉 껍질에 식이섬유가 많은데 도정과정에서 껍질이 벗겨지면 식이섬유의 함량도 줄어드는 것이죠.

껍질까지 함유한 통곡물을 강조하고 콩 섭취를 권장하는 것도 심이섬유와 연결되는 현명한 식단관리입니다.

자 그럼 식이섬유는 딱딱하고 질기고 소화가 잘 안 되는 그런 것인지 궁금해지시죠. 식이섬유는 크게 물에 녹을 수 있는 수용성식이섬유와 물에 전혀 녹지 못하는 불용성 식이섬유로 분류를 합니다.

수용성식이섬유의 대표적으로는 펙틴, 헤미셀룰로스, 검류 등이 있고, 이들은 장에서 포도당과 콜레스테롤의 흡수를 느리게 하며, 혈당 관리와 콜레스테롤 수치 관리에 이로운 기능성을 가지고 있어요.

반면에 불용성식이섬유는 셀룰로스, 리그닌, 일부 헤미셀룰로스 등이 있고, 이들은 장내 미생물에 의해 잘 분해되지 않고, 발효도 잘 안 되어 인체가 에너지 급원으로 사용하기 어려워요.

그럼 섭취해도 소화 및 흡수도 안 되는데 무슨 소용이 있냐고 반문하실 텐데, 맞아요. 대변의 양을 늘려주고 대장의 연동작용을 도와 배변활동을 원활하게 해주니 화장실을 기분 좋게 사용하실 수 있는 효과를 선물하겠습니다.

가장 기본적인 건강관리의 첫걸음이 식이섬유 섭취이겠네요. 정보의 홍수시대에 너무 많이 강조되니 기능성식품으로 식이섬유가 많이 개발되고 마케팅 되어 영양제로 판매되는 실정입니다.

앞서 왜 어려운 분류와 용어를 설명 드렸냐면, 기능성식품으로 영양제를 선택하실 때 수용성과 불용성의 기준을 이해하고 해당 제품의 성분을 꼭 보시고, 자신에게 필요한 맞춤형으로 고르는 지혜가 필요합니다.

저에게 질문하신다면 '음식이 곧 약이다'는 조언과 함께 자연의 천연 식품으로 섭취하도록 권장 드립니다.

수용성식이섬유는 펙틴은 사과, 해조류, 감귤류에 풍부하고, 헤미셀룰로스로는 바나나, 귀리, 그리고 검과 뮤실리지는 보리, 귀리, 콩류에 많이 있습니다.

그리고 불용성식이섬유로 셀룰로스는 과일과 채소의 껍질(대부분 질기고 딱딱한 부분), 콩류와 곡류의 외피에 함유하며, 일부 헤미셀룰로스는 통밀에 많아요.

그래서 식단관리에서 정제된 새하얀 백미의 탄수화물 섭취보다는 거칠지만 식이섬유가 풍부한 현미와 통곡물을 강조하는 것입니다. 그리고 리그닌도 과일의 씨, 곡류의 외피 등에 함유합니다.

천연의 식재료에는 다양한 식이섬유가 자체적으로 풍부하다는 점, 그래서 과일과 채소 섭취가 강조된다는 점, 꼭 기억하세요.

⟨식품 내 식이섬유 함량⟩

식품군	식품명	1회분량(g)	총 식이섬유(g)	수용성(g)	불용성(g)
곡류	백미	90	1.2	0.2	1.0
	현미	90	3.4	0.6	2.8
	국수, 건면	90	2.4	0.8	1.6
	고구마	70	1.8	0.1	1.7
	감자	140	1.0	0.0	1.0
	식빵	35	1.2	0.7	0.5
단백질류	아몬드	10	1.1	0.1	1.0
	두부	80	3.6	0.4	3.2
채소류	시금치	70	1.8	0.4	1.4
	양배추	70	5.7	0.4	5.3
	당근	70	1.8	0.7	1.1
	토마토	70	0.7	0.4	0.3
과일류	바나나	100	2.4	1.8	0.6
	포도	100	0.9	0.4	0.5
	사과	100	1.4	0.2	1.2

(출처 : 농촌진흥청, 기능성성분표 8판)

14

식이섬유 섭취는 건강관리의 첫 걸음!

소화가 잘 안되고 속이 더부룩하게만 하는 식이섬유인데, 왜 많이 섭취해야 하나요?

어린아이들도 편식하지 않도록 채소를 많이 먹어라, 버섯은 몸에 좋아, 콩을 먹어야지 하면서 식이섬유가 풍부한 음식 섭취를 강조하는 영양교육도 왜 중요할까요?

결론적으로 식이섬유는 장의 기능을 개선해주고, 혈당 수준을 낮춰주어 혈당관리를 원활하게 하고, 혈액 내 나쁜 콜레스테롤 수치를 개선하는 데에 매우 도움을 주는 기능성이 많은 연구에서 확인되었습니다.

유럽 10개국에서 진행된 유럽 암-영양 전향연구에 따르면, 총 식이섬유 섭취량과 대장 직장암간의 역의 상관관계를 나타내는 것으로 밝혀집니다.

역의 상관관계 즉 식이섬유를 많이 섭취하면 대장암을 예방할 수 있다는 결론에 이르는 것이죠.

특히 곡류의 외피, 껍질에 풍부한 식이섬유의 섭취가 대장 직장암 발생을 낮춰준다고 하니, 왜 현미 등 통곡물 섭취가 지중해식단 등 장

수식단에서 각광받는 지 연관성이 확인되네요.

이처럼 식이섬유는 우선적으로 장 건강 증진과 직결되고 변비를 예방해주며 숙변을 제거하는 효과가 있습니다.

발효가 잘 되지 않고, 소화가 안 되는 식이섬유는 장의 이동시간을 감소시키고 포만감을 느끼게 하여 식사량을 조절해주며, 변의 양과 횟수를 증가시켜 변비 예방 및 관리에 긍정적이지요.

또한 발효가 잘 되는, 소화가 어느 정도 되는 식이섬유는 부티르산 등 단쇄사슬 지방산으로 대사가 되어 장내 유익균이 활성화될 수 있도록 도와주고 유해균을 억제하는 장건강에 매우 핵심적인 기능을 해냅니다. (이 부분은 장에 대한 챕터에서 재확인해주세요.)

장 건강에 유익한 영양소가 바로 단쇄사슬 지방산인데, 이는 우리가 먹는 식품의 영양이 아니라, 식이섬유가 풍부한 식품을 섭취하면 장에서 생성이 되는 물질인 것입니다.

이 부티르산 등 단쇄사슬 지방산은 궤양성대장염 등 장 관련 질환을 예방 및 관리해주는 소중한 영양물질입니다. 왜 식이섬유를 강조하는지 절실히 깨달음이 있기를 바랍니다.

그리고 식이섬유의 기능으로 다이어트 효과가 빠질 수 없지요.

요즘 비만약이 개발되어 인기라고 들었습니다.

비만과의 전쟁은 이미 오래시간 인류를 힘들게 하고 있지요. 고도비만인 경우, 위를 묶어버리는 수술까지 하며 식욕을 억제하고자 노력하지요.

이런 상황에서 이 위대한 식이섬유의 기능은 수용성인 식이섬유는 점성이 끈적끈적해지며 위와 장에서 포만감을 높여주고 전체적인 소화 및 흡수의 속도 자체를 지연시킵니다.

겉으로는 빨리빨리 속성의 한국인인데, 속사정은 느리게 가도 되지 않겠습니까?

느긋함의 효과는 생각보다 매우 놀랍습니다.

장에서 포도당의 흡수를 늦추니 갑작스럽게 췌장에서 인슐린이 분비될 이유가 없습니다.

인슐린에 대한 민감성이 높아지고 혈당 조절력이 개선되는 것이죠.

또한 식이섬유가 지방을 감싸 안고 배출되는 기능을 하여, 체내 콜레스테롤 흡수율을 낮추며, 지방을 소화시키는 효소집합체인 담즙이 간으로 재흡수 되는 기전을 막아서 담즙이 배설되는 양을 증가시킵니다.

이로써 심혈관계질환과 담석 등의 위험도 줄여주는 도미노 효과도 생깁니다. 너무 놀랍죠?

우리가 어린 시절부터 멀리하고 편식하려 했던, 채소와 버섯과 해조류들이 이렇게 놀라운 기능을 함유하는 소중한 식이섬유의 보물 창고였다는 사실입니다.

15

식이섬유 가는 자리, 물도 따라 가기를

내 눈에 좋아 보이는 건, 이미 다른 사람 눈에도 좋아 보입니다.
남들이 하는 거는 다 해보고 싶죠.
사람 심리입니다.

이렇게 보물 같은 역할을 하는 식이섬유이기에, 해외 뿐 만 아니라 우리나라 식품의약품안전처에서도 기능성 원료로 식이섬유 외 14종 (구아검, 글루코만난, 난소화성 말토덱스트린, 아라비아검 등)을 인증되었고, 관련 연구와 영양제 등이 넘치는 세상이 되었네요.

자. 과유불급입니다.

각종 영양제와 관련 제품들이 넘치면서 일부에서는 너무 과하게 섭취하는 것도 문제가 되고 있습니다. 분명히 말씀드리는데, 자연의 식품으로는 아무리 몇 접시를 드시든 과하지 않습니다.

기능성 원료로 고밀도로 추출한 제품 등을 과다 섭취한 경우에는 오히려 질환상태 등에 따라 해가 될 수 있습니다.

너무 많은 다량의 식이섬유를 수분 없이 섭취한다면 장에서 끈적끈적해지고 소화가 잘 안 되는 포만감이 아니라, 아예 변이 딱딱하게 굳어서 장이 막히거나 배변활동이 원활하지 않게 되는 부작용의 우려도 생깁니다.

식이섬유가 장 건강에 좋다고 했는데, 그에 상응하는 수분을 충분히 섭취하지 않으면 소화가 잘 안 되는 물질이라서 고여 버리는 상황이 황당한 일이 발생할 수도 있습니다.

꼭 기억하세요.

영양은 생활 속 과학이기에 잘못된 지식으로 인한 과유불급은 오히려 해가 된다는 걸!

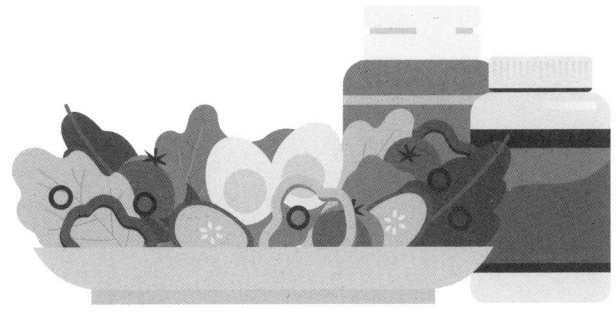

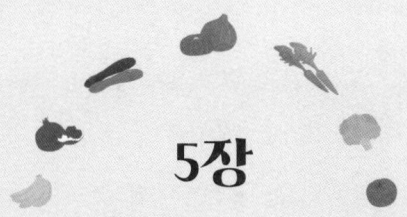

5장

당뇨와 영양관리
"너무 억울한 탄수화물 이야기"

01

혈당관리가 곧 영양관리

자. 지금까지 당에 대해 공부하고 체내 에너지원으로 사용되고, 에너지를 저장하고 혈당을 유지하며, 장기간의 금식 등 포도당 고갈상태는 체내 단백질을 분해하는 악영향이 발생하므로 단백질 절약 작용하는 기능이 있는 탄수화물에 대해 충분히 오해를 풀고 진실을 살펴보았습니다.

혈당관리를 잘 못 이해하고 엇박자가 생기면 어떻게 되나요?

바로 당뇨병입니다.

당뇨병은 췌장에서 분비되는 인슐린호르몬이 저항성이 생겨 인슐린이 제대로 기능을 못하거나, 인슐린의 분비가 없거나 적어서 생기는 문제가 당뇨이지요. 당뇨병은 신체 내 혈당을 낮추는 인슐린의 분비나 기능장애로 인해서 혈당조절이 어렵고 세포 내로 당이 들어가서 에너지를 발현하거나 사용되지 못하고, 혈액에 맴돌며 말 그대로 혈당이 높아지는 질병입니다.

최근 들어 전 세계적으로 당뇨병 환자가 급격히 증가하고 있으며, 그 심각성으로 인해 일부에서는 이를 '유행병(epidemic)'이라고까지 표현하고 있습니다. 특히 사회경제적 발전이 빠르게 이루어지고 있는 아시아 지역에서는 그 증가 속도가 가장 빠르게 나타나고 있습니다.

당뇨병의 증가는 단순히 혈당 조절의 문제에 그치지 않습니다. 시력을 잃게 만드는 망막 합병증, 신부전으로 이어지는 당뇨병성 신증, 하지 절단을 초래하는 신경합병증 등 삶의 질을 심각하게 떨어뜨리는 다양한 합병증을 동반합니다. 그중에서도 가장 우려되는 점은 심혈관 질환에 의한 사망 위험이 크게 높아진다는 사실입니다. 이러한 건강상의 위기는 곧바로 의료비 증가로 이어져, 개인은 물론 사회 전체의 부담을 가중시키고 있습니다.

우리나라의 상황도 예외는 아닙니다. 최근 통계에 따르면, 당뇨병은 사망 원인 중 네 번째를 차지하며 그 심각성이 객관적으로 입증되고 있습니다. 국내 당뇨병 환자 수는 이미 600만 명을 넘어섰으며, 당뇨병 고위험군으로 분류되는 당뇨병 전단계 인구는 약 1,583만 명에 달합니다. 즉, 우리 국민 중 2,000만 명 이상이 당뇨병이 있거나 그 위험에 노출되어 있는 셈입니다.

대한당뇨병학회가 발표한 「Diabetes Fact Sheet in Korea 2020」에 따르면, 30세 이상 성인 중 당뇨병 유병자는 약 600만 명으로, 이는 2012년 당시 2050년에 도달할 것으로 예측했던 수치를 무려 30년이나 앞서 추월한 결과입니다. 2010년 320만 명이었던 환자 수가 10년 사이 두 배 가까이 증가한 것입니다.

초고령사회로 접어들고 있는 현실도 무시할 수 없습니다. 2020년 기준 전체 당뇨병 환자 중 65세 이상 노인의 비율은 39.2%에 이르며,

특히 65세 이상 여성의 경우 2명 중 1명 이상(51.2%)이 당뇨병을 앓고 있습니다. 이는 노인 당뇨병 관리의 중요성이 더욱 커지고 있음을 보여줍니다.

이처럼 당뇨병 유병률이 급속히 증가하면서, 이에 따른 의료비 부담도 함께 커지고 있습니다. 질병관리청에 따르면, 국내 당뇨병 진료비는 2015년 약 1조 8천억 원에서 2020년 약 2조 9천억 원으로 5년 사이 60% 이상 증가했습니다. 실제로 당뇨병은 지난 10년간 질병부담 측면에서 가장 큰 비중을 차지해온 질환입니다.

우리나라에서는 남성의 당뇨병 유병률이 여성보다 높은데, 이는 남성이 더 젊은 연령대인 30~40대에 당뇨병을 경험하는 반면, 여성은 50대 이후 폐경기에 접어들면서 발병률이 높아지는 양상과 관련이 있습니다. 또한 여성 당뇨병 환자는 복부비만, 고혈압, 고지혈증 등의 동반 질환 비율이 남성보다 더 높은 경향을 보입니다.

이러한 경향은 국내에만 국한된 것이 아닙니다. 세계적으로도 남성이 여성보다 당뇨병 발생률이 높은데, 남성은 체질량지수가 상대적으로 낮은 상태에서도 비교적 이른 시기에 당뇨병이 발생하는 반면, 여성은 폐경 이전까지는 여성호르몬의 보호 효과로 인해 인슐린 저항성이 심해져야 비로소 당뇨병이 발생하게 됩니다. 이에 따라 당뇨병이 발병한 여성의 경우, 복부비만, 고혈압, 이상지질혈증 등 여러 대사 지표에서 남성보다 더 불리한 상태를 보이게 됩니다.

폐경 이전의 여성은 주로 엉덩이와 허벅지(둔대퇴부)에 피하지방이 축적되지만, 남성은 주로 내장지방에 지방이 축적되는 경향이 있습니다. 이러한 성별 차이는 진화적 관점에서 설명되기도 합니다. 즉, 여성은 출산 후 수유에 필요한 에너지를 저장하기 위해 피하지방 형태로 열량을 축적하는 반면, 남성은 사냥 등 활동을 위한 즉각적인 에너지 사용을 위해 내장지방에 열량을 저장하는 방식이라는 것입니다.

문제는 이 내장지방입니다. 내장지방에서 분해된 유리지방산은 간문맥을 통해 간으로 직접 유입되며, 그 결과 비알코올성 지방간이 발생할 수 있습니다. 또한 내장지방은 피하지방에 비해 인슐린 저항성을 유발하고, 다양한 대사질환의 주요 원인으로 작용합니다.

따라서 남성형 체형, 즉 복부비만과 내장지방 중심의 체형을 가진 경우, 인슐린 저항성이 쉽게 발생할 수밖에 없습니다. 이를 예방하기 위해서는 규칙적인 운동과 함께 정상 체중 및 근육량을 유지하는 것이 중요합니다. 하지만 바쁜 직장생활, 서구화된 식생활, 과도한 음주와 같은 생활습관은 운동 부족을 초래하고, 결국 내장지방의 과도한 축적과 더불어 당뇨병, 이상지질혈증(특히 고중성지방혈증과 저 HDL 콜레스테롤혈증) 등 다양한 대사질환으로 이어지게 됩니다.

한편, 폐경 이후의 여성은 여성호르몬의 감소로 인해 지방이 남성과 마찬가지로 내장지방 형태로 축적되며, 이로 인해 비만, 이상지질혈증, 당뇨병 등의 위험에 더욱 취약해지는 경향을 보입니다.

한국인 연령대별 당뇨유병율이 50대 이상인 경우, 남자는 4명 중 1명이 당뇨를 가지시는 상황입니다. 대중화된 질환이라고 너무 가볍게도 그렇다고 어렵게 생각하시지 말고, 이제 영양상식이기에 꼭 알고 계셔야 합니다.

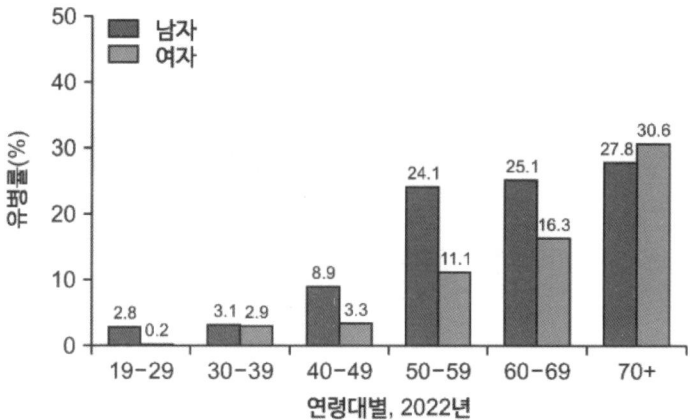

연령대별 당뇨병 유병률, 2022년

Public Health Weekly Report 2024;17:1860~1861
https://doi.org/10.56786/PHWR.2024.17.43.4
© Public Health Weekly Report

02

만성 고혈당을 초래하는 식생활부터 바로 잡아야 합니다.

혈당조절의 최고의 방법은 식이요법입니다. 단, 식사량을 줄이는 것으로 안 되고, 영양의 균형을 중요시하고 적당한 양을 먹는 것이 중요지요.

당뇨병을 초래하는 잘못된 식생활 4가지는 과식, 불규칙한 식사시간, 식이섬유가 적은 식사, 과음이라는 점을 기억하세요.

불규칙한 식사시간은 췌장의 세포가 인슐린을 만드는 리듬에 혼란을 줘서 혈당 조절에 나쁜 영향을 주고, 비만의 원인이 됩니다.

식이섬유는 소화 및 흡수가 느리거나 불가하여 위나 장에 머무는 시간이 길고 식후 혈당치 상승 속도를 늦춰준답니다. 또한 몸에 불필요한 성분을 배출하고 심혈관질환 예방 및 개선에 긍정적이에요.

그리고 알코올은 고칼로리(1g 당 7kcal)이며, 당질 이외 다른 영양소는 없으므로 당뇨에는 큰 적입니다. 또한 알코올은 식욕을 자극하거나 자기규제를 느슨하게 하는 원인이 될 수 있어요.

03

가장 기본중의 기본은 균형식과 소식

아침, 점심, 저녁 3번이 이상적이며, 매번 비슷한 양으로 섭취하는 것을 권장되지요. 규칙적인 식사는 인슐린을 분비하는 췌장의 베타세포에 덜 부담을 주기에 더욱 강조됩니다.

한국인 영양섭취기준(KDRI)에서 에너지 적정 비율은 탄수화물 55-65%, 단백질 7-20%, 지방 15-30%입니다. 단백질은 보통 체중 1kg당 0.8g을 권장하지만, 활동적이고 운동을 하는 성인 또는 노인은 동화적 저항성 때문에 근육의 생성보다 분해속도가 빠르고 근감소가 우려되므로 최종 1kg당 1-1.2g까지 섭취 권장됩니다. 비타민과 무기질은 채소와 해조류에 풍부하며 여러 종류를 골고루 섭취하도록 해요.

매일의 식생활에서 식사량은 조금 모자라게 먹는 노력이 실천적으로 쉽지는 않지만 매우 중요합니다. 70%정도로 섭취하며 절제하는 식습관이 장수의 비결이라고 잘 알려지지요.

천천히 식사를 하게 되면 뇌의 시상하부에서 "그만먹자"신호를 보냅니다. 지방세포에서 렙틴호르몬이 시상하부와 연결되어 그 조절 기전이 효과적으로 발휘되기 까지 시간이 필요한데, 너무 급하게 식사를 하게 되면 "그만먹자"신호를 듣지 못하고 아뿔싸! 과식을 하는 것이죠.

어쩌면 굉장히 단순하면서도 간단한 논리입니다.

그리고 한 번의 식사는 먹는 식품의 종류가 다양할수록 좋아요.

지방은 가급적 줄여야 하는 이유는 양념으로 다양한 지방을 사용하여 섭취하게 되기 때문이지요. 과식을 방지하는 나만의 비법 찾아보는 것도 의미가 있습니다. 식사일기를 적어보는 노력이지요.

과식과 운동부족의 습관화가 비만의 원인이라는 점을 세상 모두 알고 있지만, 왜 비만과의 전쟁이라고 할까요? 조절이 그만큼 어렵습니다.

그리고 단순 체중을 줄이는 것이 아니라 체지방을 줄여야 하기에 식사관리와 운동이 병행이 되어야 합니다. 하지만 운동을 믿고 과식하는 것은 체중감소에 전혀 도움 되지 않습니다. 그럼에도 불구하고 운동으로 에너지를 소비하면 기초대사가 상승하는 선순환 구조가 시작됩니다. 운동을 하지 않고 단순 식이요법만 관리하면 근육이 분해되고 뼈와 근육이 동시에 약해져요. 반드시 현명한 식이요법과 운동으로 동시 관리를 해야만 하는 점을 기억하세요!

과식은 나의 약한 의지 탓이 아니다. 눈 앞에 맛있는 음식이 있거나 음식이 넘치기 때문이고, 손이 가는 곳에 먹을 것이 있는 것이 유혹이기 때문입니다.

또한 접시에 음식을 가득 담으면 다 먹어야만 하는 습관적 의식이 과식을 부르니, 심리를 이해하고 먹을 만큼만 접시에 담아먹도록 합니다.

눈에 보이는 곳에 음식을 두지 말고, 먹는 시간이나 장소를 정해둔다면 식탐 조절에 도움이 됩니다.

영양학 강좌를 진행하며 60일의 식사일기를 작성하고 매주 기록을 확인 드렸습니다. 식사일기를 쓰면서 내가 어떤 메뉴를 섭취하였고, 누구와 먹었는지를 짧게라도 기록하고, 마지막에는 감사의 한 줄을 담도록 했지요. 식사기록이 결국은 삶의 기록이 됩니다.

일주일이라도 식사일기를 써보면 내가 어떤 음식을 얼마만큼의 양으로 섭취하는 지를 인식되며 식생활관리의 기초적인 도움이 될 수 있습니다. (부록의 식사일기를 꼭 실행하시길 바랍니다.)

<생활 속 똑똑한 식사관리 TIP>

관리	세부 내용
육류 조리법	육류는 혈액의 중성지방과 콜레스테롤을 높이는 포화지방이 많이 포함된다. 가급적 지방이 적은 부위를 선택하고 튀기거나 볶지 않고 삶거나 찌거나 굽는 것을 권장한다. 돈가스 등 튀김보다는 샤브샤브, 수육보쌈, 오븐구이로 메뉴를 선택한다.
기름을 줄이는 조리법	석쇠나 오븐구이는 식재료 자체의 맛을 살릴 수 있다. 볶음 요리는 코팅 처리된 프라이팬으로 눌어붙지 않는 재질을 사용하여 조리하면 기름을 추가하지 않아도 볶을 수 있다. 가열이 빨리 되지 않는 소재의 프라이팬이나 냄비는 미리 예열하여 익혀둔 다음 사용하고 단기간에 조리한다. 부득이하게 튀기는 경우 튀김을 큼직하게 자르고 튀김옷은 가볍게 입히고 종이타월로 기름기를 충분히 빼고 섭취한다. 샐러드는 드레싱을 먹기 직전에 살짝 섞고, 허브나 후추 등 향신료와 레몬즙을 활용하여 드레싱의 나트륨 함량을 대체하고 줄인다.
요리에 중량감을 연출하는 법	양념이 진할수록 식사를 과식하게 된다. 국도 조개류나 오징어와 같이 깊은 맛인 감칠맛이 가능한 식재료로 육수를 내면 나트륨을 대체하고 연한 맛이라도 풍미를 즐길 수 있다. 작은 밥그릇에 밥을 적당량 담도록 하면 보기에도 좋고 시각적으로도 만족한다. 고기나 생선에는 채소와 해조류, 버섯류를 곁들여서 접시에 담아 풍성해 보이도록 한다. 하나의 접시에 여러 메뉴를 뷔페식으로 담지 않고, 여러 접시에 조금씩 담으면 식탁이 풍요롭게 보이고 시각적으로도 만족을 준다. 풍미 좋은 허브나 레몬즙으로 요리를 마무리하면 한층 맛이 좋다. 언제라도 사용가능하도록 냉장고에 준비한다. 디저트는 저칼로리, 저지방을 선택한다. 디저트는 '2개만 먹는다.', '저녁식사 후에는 먹지 않는다' 등 스스로 목표와 약속이 필요하다. 과일 바나나 1단위는 80kcal이고, 가식부 100g, 껍질포함 170g이다. 과일도 너무 많이 먹으면 당이 높으니 주의하고 하루 1단위 80kcal가 적정하다.

외식	밥이 많으면 남기고, 기름기가 많은 메뉴는 주문하지 않고, 반찬의 수가 적다면 채소위주로 추가 주문을 하는 요령이 필요하다. 오므라이스, 카레라이스처럼 주식에 맛이 모두 첨가된 단품보다는 밥, 반찬이 따로 나오는 정식이 영양의 균형이 좋다. 소금 작은 티스푼 1이 5g, 간장 큰 티스푼 1이 2.6g이다. 간장 2스푼은 별 생각 없이 소스로 추가해서 먹는 경우가 많으니 특히 외식에서 나트륨을 주의한다.
염분을 줄이는 법	간장, 된장, 소금, 조미료는 조금만 사용한다. 가다랑어포와 다시마로 육수를 낸다. 기름을 잘 사용한다. 잘 구워서 색을 즐긴다. 햄, 소시지 등은 특히 조미료를 추가하지 않는다. 음식의 표면만 간을 한다. (마트의 양념불고기 등을 조심한다) 오일이 없는 드레싱이나 저칼로리 조미료를 사용한다. 식초와 향신료, 허브, 레몬즙, 깨소금, 들기름 등 향이 강하거나 좋은 것을 사용하며 포인트를 주고 식사를 즐긴다.
모임 및 회식의 이상적인 메뉴	냄비요리, 채소조림, 식초로 간을 한 메뉴, 생두부, 두부요리, 스틱채소 샐러드, 구운 버섯, 완두콩, 콩류 및 견과류 활용 메뉴 등 똑똑한 메뉴 선택의 노하우 | 자제합니다	권장합니다
치킨	닭찜(순한 맛)
감자튀김	찐 감자
볶음밥	채소 비빔밥
갈비구이	수육
튀김우동	국수
생선커틀릿, 돈가스	생선구이
팝콘	찐 옥수수
아이스크림	생과일주스
달걀말이	달걀찜	

# 04

이제는 혈당스파이크 관리의 시대

영양학은 삼시세끼 밥 먹는 것에 대해 연구하는 학문이고 인류가 진화하고 세상이 변화하고 시대가 달라짐에 따라 최신의 영양학을 연구할 의무가 있습니다.

어쩌면 당연하지만 재미있는 식사순서에 대한 실험 결과가 있어서 가져왔습니다. 검은색 점의 그래프와 흰색의 점 그리고 세모의 그래프를 서로 비교하지면 되겠습니다.

검은색 점은 RF, 즉 Rice before fish예요. 단백질 음식을 섭취하기 전에 탄수화물 밥을 먼저 섭취한 경우입니다.

반면에 MR은 Meat before rice, 즉 밥을 섭취하기 전에 고기 스테이크를 한 접시 후딱 드신 경우를 의미하는 것이죠.

혈액 내 포도당과 인슐린의 상승곡선을 살펴보면 검은색 점이 순간적으로 급격하게 올라가는 모습을 확인할 수 있으며, 단백질 식사를 하고 탄수화물 식사를 한 경우는 비교적 완만한 오름세이며 혈당과 인슐린의 최대치도 높지 않은 수준에서 피크를 확인하고 내려가는 그래프를 나타냅니다.

우리가 식사를 하면 혈당이 오르고 인슐린호르몬이 췌장에서 분비되면서 혈액의 당은 각 근육과 세포조직으로 흡수되면서 결국은 혈당이 내려가는 대로 이 곡선이 마치 급상승과 하강을 반복하면 '혈당스파이크'라고 합니다.

내 몸의 주인으로써 건강을 관리 하기 위한 첫 걸음은 이런 급격한 혈당스파이크를 예방하는 식사가 최우선인 것입니다.

식사순서만 변경하여도 혈당스파이크가 예방된다면 당뇨관리에서도 꼭 기억할 중요 핵심인 것입니다.

혈당의 급상승으로 인한 인슐린의 급격한 분비는 지방세포 축적을 급속화하는 결과로 이어짐으로 체중, 즉 비만관리에서도 혈당스파이크없는 식사조절은 선순환을 일으키는 매우 똑똑한 영양관리 비결인 것입니다.

생활과학인 영양학 너무 즐겁지 않나요?

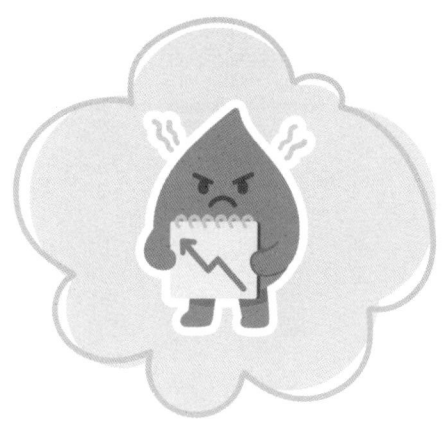

Fig. 1 Time course curves are indicated for glucose, insulin, C-peptide and glucagon in healthy controls (**a–d**) and patients with type 2 diabetes (**e–h**) during three different meal sequences: RF, black circles; FR, white circles; or MR, white triangles (**a–h**). The p values for differences due to sequence (X), time (Y), and the interaction of sequence and time (Z), were calculated by mixed effects models as follows: (**a**) X0.000, Y0.001 and Z0.007; (**b**) X0.000, Y0.000 and Z0.012; (**c**) X0.000, Y0.000 and Z0.001; (**d**) X0.000, Y0.000 and Z0.000; (**e**) X0.000, Y0.000 and Z0.000; (**f**) X0.000, Y0.004 and Z0.614; (**g**) X0.000, Y0.163 and Z0.000; (**h**) X0.000, Y0.000 and Z0.000. AUC$_{-15–240\ min}$ are indicated (RF, black bars; FR, white bars; MR,

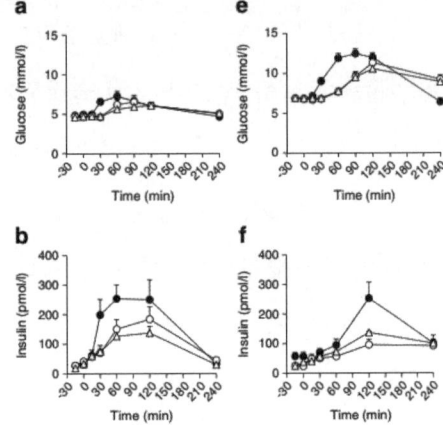

Abbreviations

DHA	Docosahexanoic acid
DPP-4i	Dipeptidyl peptidase-4 inhibitors
EPA	Eicosapentaenoic acid
FR	Fish before rice
GIP	Glucose-dependent insulinotropic polypeptide
GLP-1	Glucagon-like peptide-1
GLP-1RA	Glucagon-like peptide-1 receptor agonists
MR	Meat before rice
RF	Rice before fish
RM	Rice before meat

출처 : Meal sequence and glucose excursion, gastric emptying and incretin secretion in type 2 diabetes: a randomised, controlled crossover, exploratory trial(Hitoshi Kuwata, 2016)

05

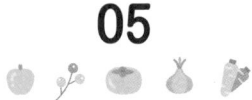

모든 탄수화물은 나쁘다?

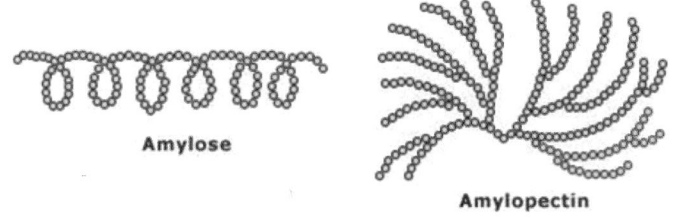

아밀로오즈와 아밀로펙틴의 구조 비교

'저탄고지' 식사가 유행했었던 시절이 있습니다.

탄수화물을 극도로 줄이고 고지방식을 하며 포만감을 유지하는 비결로 다이어트를 추구하는 체중관리였지요.

사실 탄수화물은 죄가 없어요. 복합탄수화물과 정제탄수화물에 대한 분류를 꼭 알고 계셔야 합니다.

'식이섬유'도 일종의 탄수화물입니다.

식이섬유가 풍부한 음식을 섭취하면 장 건강에 도움이 된다는 결과로 앞에서 깊게 설명했었지요?

그럼 저탄고지 식사 논리는 식이섬유도 탄수화물이므로 줄이는 것이 맞을까요?

결론은 탄수화물 중에서 씹지 않고 그냥 삼키는 액상과당과 같은 정제탄수화물이 문제이지 우리 몸에서 뇌가 연료로 사용하는 포도당의 근원인 탄수화물은 소중한 영양소인 것입니다.

단당류처럼 소화와 흡수가 금방 되는 정제탄수화물 형태의 식품이 아니라, 다당류가 풍부한 복합 탄수화물을 찾아 섭취하는 지식과 지혜가 중요합니다.

대표적으로 우엉은 고구마와 감자는 뿌리에 전분(녹말)을 저장하지만 우엉 같은 경우는 올리고당인 이눌린이 풍부한 식품입니다.

올리고당도 탄수화물이지만 다당류이며 즉 식이섬유가 풍부하여 장에서 장내미생물의 먹이로 활용 가능한 프리바이오틱스로 작용하며 장 건강에 도움이 됩니다.

탄수화물 중 전분(녹말)은 아밀로오즈와 아밀로펙틴으로 구조적 나눕니다. 녹말은 사람의 식단에서 가장 흔한 탄수화물이며, 많은 주요 음식물에 함유되어 있다.

아밀로펙틴은 이렇게 복잡한 가지사슬모양으로 이 가지가 하나하나 떨어져 이 육각형의 분자하나가 포도당으로 분해되면 우리 체내에서 에너지원으로 사용할 수 있는 것입니다.

이 복잡한 사슬과 고리를 저는 진주목걸이로 설명 드리고 싶은데요. 길게 늘어진 진주목걸이를 하나하나 진주를 빼낸다면 일단 시간이 걸리죠?

진주가 연결된 형태가 다당류이고, 진주알이 하나하나 굴러다니는 형태가 포도당 같은 단당류입니다.

이 시간이 걸린다는 표현이 혈당이 완만히 상승한다는 개념입니다. 다당류도 구조에 따라 영양이야기가 달라집니다.

사례로 들자면, 아밀로오스는 멥쌀에 풍부하고 아밀로펙틴은 찹쌀에 많습니다. 찹쌀은 상온에 반나절 두어도 말랑말랑 하죠?

딱딱해지는 노화가 느린 것이고 쌀밥은 어떤가요? 몇 시간만 지나면 밥의 수분이 마르고 딱딱하게 굳어갑니다.

아밀로오스는 전분의 노화가 빠르다는 점도 확인이 되지요.

이처럼 같은 탄수화물이라도 그 결합 구조에 따라 겉보기부터 소화 속도까지 유의한 차이가 있는 것이고 아밀로펙틴이 풍부하다는 점은 찰 녹말이라는 점이고 이는 체내에서 소화가 빨리된다는 점도 확인할 수 있지요.

소화가 빠르다는 점은 흡수가 빠르다 즉 혈당의 상승과 위에서 포만감에도 차이를 줄 수 있지요.

그러면 전분이 노화되도록 유도하면 저항성전분이라고 하는데, 이 대표적인 예시가 냉장 밥입니다.

그리고 냉장 밥은 냉장온도 4도에서 전분의 노화가 활발하게 발생하며 즉 딱딱하게 밥이 굳어지는 것입니다.

이는 아밀로오스구조에서 아밀로펙틴으로 가지형태로 변화되는 것, 저항성 전분을 의미하며 우리 몸에서 식이섬유와 비슷한 기능을 합니다.

소화가 어려워짐의 결과로 이어지는데, 오히려 소화가 어렵다?

시간이 걸린다?

이는 혈당스파이크를 예방한다는 개념으로 이어집니다.

따라서 식은 밥이 오히려 건강 밥으로 적용하는 재미있는 생활 속 과학이지요.

이런 탄수화물 식품을 섭취하도록 노력하는 것이 현명한 영양관리이지요.

06

왜 카무트만 찾는 걸까요.

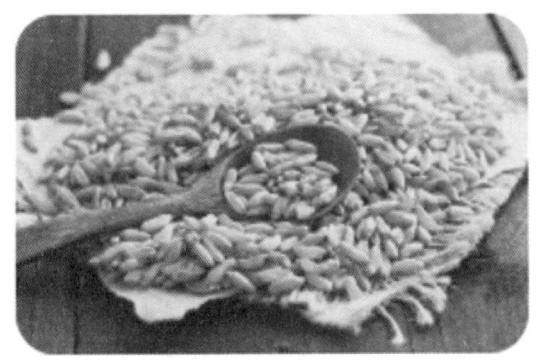

출처 : 카무트분말가루의 영양성분 분석 및 고지방식이 섭취 시
카무트분말가루의 첨가가 흰쥐 체내에서 혈중 대사 인자에 미치는 영향

    영양이야기는 우리가 삼시세끼 느끼고 체감하는 생활 속 과학이야기입니다.

    그리고 식사이므로 사람들의 관심과 유행을 함께하고 쉽게 말해서 살아 숨 쉬고 있지요.

    그래서 우리 수업은 질문이 많으신데요. 저도 질문을 많이 주시면 강의가 풍부해지니 대환영의 입장입니다.

    요즘은 아니 한때는 카무트 쌀이 이슈였지요.

다이어트에 성공했다는 사례가 이야기가 방송에서 펼쳐지고 LDL과 같은 나쁜 콜레스테롤 수치가 내려간 건강관리 결과가 나오면서 방송 마지막에는 카무트 업체로부터의 협찬과 지원이 있었다는 자막이 함께 올라옵니다.

못 보셨다면 자세히 보셔요.

방송심의에 관한 규정이니까요.

그만큼 모두들 건강에 관심이 많이 건강기능식품이 넘치는 정보의 홍수의 시대이니, 우리는 각자 영양학에 대한 지식을 기르고 이를 바르게 볼 수 있는 지혜가 필요한 것입니다.

카무트는 고대이집트에서부터 재배한 곡물이름이면서 동시에 브랜드 명칭입니다.

필수아미노산, 비타민, 무기질, 식이섬유가 풍부하고 항산화력이 높은 통곡물로 알려져 있지요.

카무트에는 무기질 함량이 100g당 아연이 3.05mg으로 가장 많고, 철이 2.98mg, 망간 2.04mg, 구리 0.46mg, 셀레늄 0.08mg 정도로 함유되어 있습니다.

실험결과에서도 고지방식이를 섭취한 경우에 비해 카무트 분말가루를 섭취한 식이가 혈중 LDL콜레스테롤 농도를 낮춰주는 것이 확인되었어요.

당연히 밀가루에 비해 체내 콜레스테롤 농도를 적절하게 개선하고 각종 무기질이 풍부하며 항산화 물질을 함유하기에 면역력 개선과 그에 따른 건강관리에 도움을 줄 수 있는 고마운 식품이겠지요.

이처럼 여러 연구에서도 면역능력 유지와 혈관건강에 도움을 준다고 밝혀졌지만, 저는 복합탄수화물과 비정제 통곡물의 식이섬유의 효능에 대해 먼저 설명 드리고 싶습니다.

장 건강에서 식이섬유가 장내미생물에 의해 분해되고 단쇄지방산을 형성하면서 장내환경개선과 이는 뇌발달 즉 정신의 건강에도 영향을 준다고 앞장에서 강조 드린 점을 다시 한 번 떠올려봅시다.

통곡물 뭐가 있을까요?

보리, 현미, 수수, 기장, 차조 등 우리 선조들도 농경사회 기반의 문화에서 다양한 통곡물로 지은 밥과 음식을 드셨습니다.

현대의 우리는 빵, 쿠키 디저트를 즐기며, 마치 건강기능식품처럼 카무트쌀을 굳이 찾아내려고 하는 데요.

이제 평소의 식사를 잡곡밥으로 변경하고 특히 보리밥, 현미밥을 즐기신다면 카무트만큼의 비슷한 효능을 체감하실 수 있을 겁니다.

세상에는 항산화, 항암을 주장하는 몸에 좋은 식품은 정말 다양하게 많습니다.

장이 좋아하는 식품, 식이섬유와 발효식품이라는 큰 틀을 꼭 기억해 주세요.

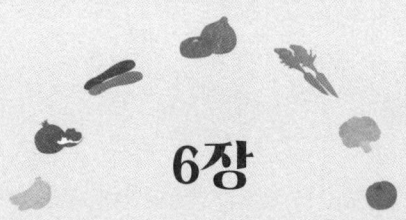

6장

심혈관질환과 영양관리
"착한 지방 이야기"

01

필수 영양소인 지방

지방, 지질(lipid)에 대해 오해를 풀고 진실을 알아봅시다. 체지방을 최대한 낮게 유지하고자 다들 운동과 식단관리에 열정이신 분들 많지요? 우리 몸에서 지질을 최소한으로 유지하는 것이 정말 바람직하고 제로로 만들 수도 있는 걸까요?

일단 지질은 농축된 에너지원으로 1g당 9kcal의 에너지를 낼 수 있는 에너지 급원이에요. 즉 저장된 체지방은 효율적인 에너지 저장고 역할을 하는 것입니다.

지방은 지용성 비타민을 흡수하는 역할을 해요.

비타민A, D, E, K는 지질에 용해되어 체내로 흡수되어야 하는 지용성 비타민이기에 지방의 존재는 소중하답니다.

지질 흡수 장애 시 지용성 비타민의 흡수가 저하될 우려도 있습니다. 체지방조직의 절반은 피하지방으로 구성되어요.

이는 우리가 추위상태에 노출 시 체온이 급격히 저하되는 것을 예방해주는 역할도 하지요.

또한 체지방조직의 나머지 절반가량은 심장, 신장, 폐 등 주요 장기를 보호하는 기능을 하고, 외부 충격으로부터 완화작용을 합니다. 또 지방이 많은 튀김 음식, 치킨 등 맛이 어떤가요? 너무 맛있죠!

바로 지방이 음식의 맛과 향미를 좌우하고 위장 내 포만감까지 안겨주는 기능을 합니다.

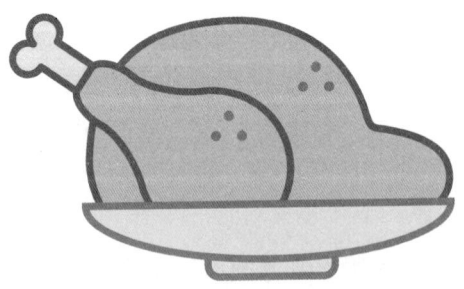

02

포화지방산이란?

지방산이란 지방을 구성하는 요소입니다. 아미노산들이 모인 집합체가 단백질을 이루듯, 지방산이 모여서 지방을 이루는 것이죠.

이 지방산도 종류가 다양합니다.

일단 대분류는 포화지방산과 불포화지방산이에요.

포화지방산은 상온에서 고체로 존재합니다.

지방산의 화학적으로 지방산 구조에서 이중결합된 부위가 없기에 가지런히 겹쳐 쌓일 수 있어서 상온에서 딱딱한 고체가 되지요. 대부분 육류, 버터, 치즈, 코코넛 오일 등에서 많이 함유하고 있어요. 포화지방은 고온에서 쉽게 산화되지 않아 튀김요리에 활용할 수 있고, 신체활동에 필요한 에너지를 공급하는 기능도 합니다. 하지만 적정량 섭취 시에 에너지원으로 유용한 것이지, 과도한 섭취는 LDL콜레스테롤을 증가시켜 심혈관 질환 위험을 높일 수 있어요. 무엇이든 과유불급!

우리나라 기준이 아니라, 전 세계적으로도 이 포화지방의 단점을 우려하며 세계보건기구(WHO)에서는 하루 총 열량의 10%미만으로 섭취하도록 권고합니다. 이는 성인 2000kcal 섭취량 기준 약 20g이하 정도

양이예요. 생활 속 영양관리로 애쓸 수 있는 부분은 일단 저지방 살코기 중심의 육류를 선택하고, 유제품도 저지방을 고르는 것이 유용합니다. 그리고 가급적 튀긴 음식을 대신해서 찌거나 굽는 조리법을 활용하길 꼭 기억하세요.

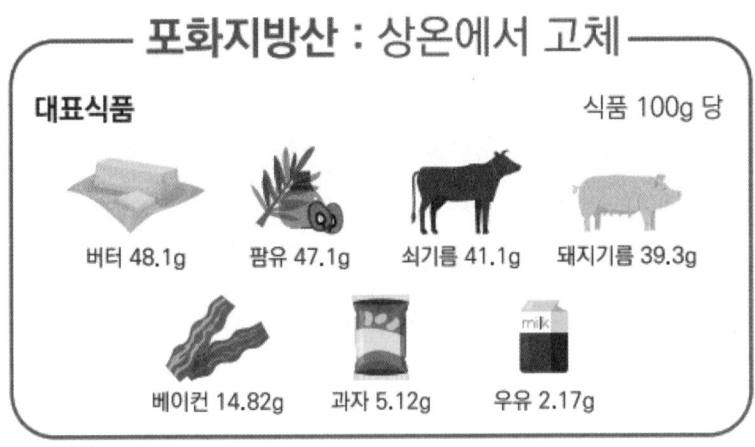

한국지질동맥경화학회_임상영양사가 전하는 심혈관계 질환 관리를 위한 식생활

03

불포화지방산이란?

자. 몸에 좋은 기름으로 잘 알려져 있지요? 과연 그럴까요?

포화지방과 달리, 불포화지방산은 상온에서 액체예요. 불포화지방산은 화학적으로 탄소사슬의 이중결합 부위로 인해 가운데가 구부러진 구조를 가지므로 가지런히 포개지기 어렵고 상온에서 주로 액체로 존재합니다.

우리가 알고 있는 식물성 기름(참기름, 들기름, 옥수수기름, 카놀라유 등)과 등 푸른 생선(고등어, 꽁치, 연어 등)에 많이 함유되어 있어요. 그리고 올리브유, 아보카도, 견과류에도 불포화지방산이 풍부합니다.

불포화지방산의 종류는 단일이냐, 다중이냐의 결합 구조에 따라 단일불포화지방산(MUFA), 다중불포화지방산(PUFA)로 분류합니다. 함유되는 양이 식품에 따라 차이가 있으므로 모두 같은 지방산이고 같은 기능으로 오해하면 안 되어요. 불포화지방산이 건강에 미치는 영향은 HDL콜레스테롤 수치를 높이고, LDL콜레스테롤 수치를 낮춰주는 기능을 하면, 결국에는 체내 염증을 완화하고 심혈관질환을 예방해줍니다.

지방산 종류	급원식품
포화지방산(SFA: saturated fatty acid)	버터, 팜유, 쇼트닝, 코코넛유, 라드, 우지
단일불포화지방산 (MUFA: mono unsaturated fatty acid)	올리브유, 아몬드, 카놀라유, 홍화유, 땅콩기름
다가불포화지방산 (PUFA: poly unsaturated fatty acid)	[오메가-3] 들기름, 등 푸른 생선 [오메가-6] 각종 식물성 유지

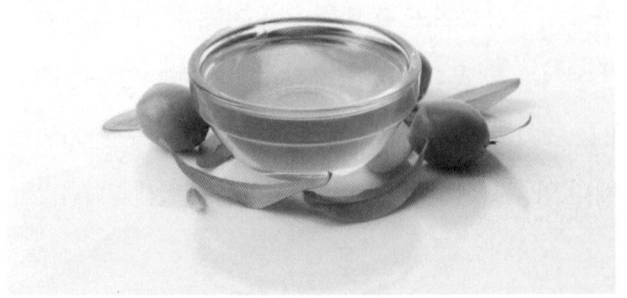

04

콜레스테롤의 기능

체내에서 지방의 역할은 결국 콜레스테롤에 대한 이해가 중요합니다. 콜레스테롤은 인지질과 함께 세포막의 구성성분으로 세포막의 유동성을 유지해줍니다. 담즙산은 콜레스테롤의 여러 고리구조에 다양한 친수성의 분자들이 결합한 형태로 콜레스테롤이 바로 이 담즙산 합성의 기능을 하시오. 담즙산은 지방의 소화 및 흡수에 작용하는 매우 중요한 역할을 합니다.

그리고 콜레스테롤은 비타민D의 전구체인 7-디하이드로 콜레스테롤을 합성하며, 칼슘의 흡수를 도와주지요.

콜레스테롤에서 스테로이드 호르몬이 합성되며 생식(progesterone, estrogen, testosterone), 에너지대사(glucocorticoid), 전해질균형(aldosterone)이 원활하도록 합니다.

지방(Lipid)	조직	생성물질
콜레스테롤	생식샘	프로게스테론→테스토스테론→에스트로겐
	부신	코티졸
	간	담즙산
	피부	7-디하이드로콜레스테롤→비타민D_3

05

지방의 소화와 흡수

우리 인체 혈관 내에 지방산이 그대로 둥둥 떠다니는 상황을 상상만 해도 이상하지요?

지방은 소화 및 흡수의 작용이 다른 영양소들과 다릅니다. 소화 후 지질의 분해산물은 소화기장벽 통과가 어렵습니다.

대부분의 지방산은 담즙산과 혼합되어 미셀을 형성하고, 이 담즙산의 지질소화효소 작용으로 작아진 혼합 미셀은 소장 점막층으로 흡수되어 림프관을 통해 림프순환을 합니다.

소수성물질은 담즙의 도움으로 소장관에서 미셀을 형성하여 흡수되지요. 중성지방과 콜레스테롤 에스테르는 소수성으로 혈액으로 운반되지 못하고, 인지질과 아포단백질이이들 소수성 지질을 둘러싼 지단백질 형태인 킬로미크론(chylomicron)을 형성합니다.

이 킬로미크론은 융모 내 림프를 통해 혈액으로 들어가 이동하지요.

지방산에서도 짧은사슬지방산과 중간사슬지방산은 수분의 친화력이 높아서 일부는 바로 소장점막층으로 흡수된 후 모세혈관을 따라 간으로 이동할 수 있습니다. 즉 일부 짧은사슬지방산, 중간사슬지방산, 글리세롤은 미세융모로 들어가서 모세혈관으로 혈액 순환 이동할 수 있습니다.

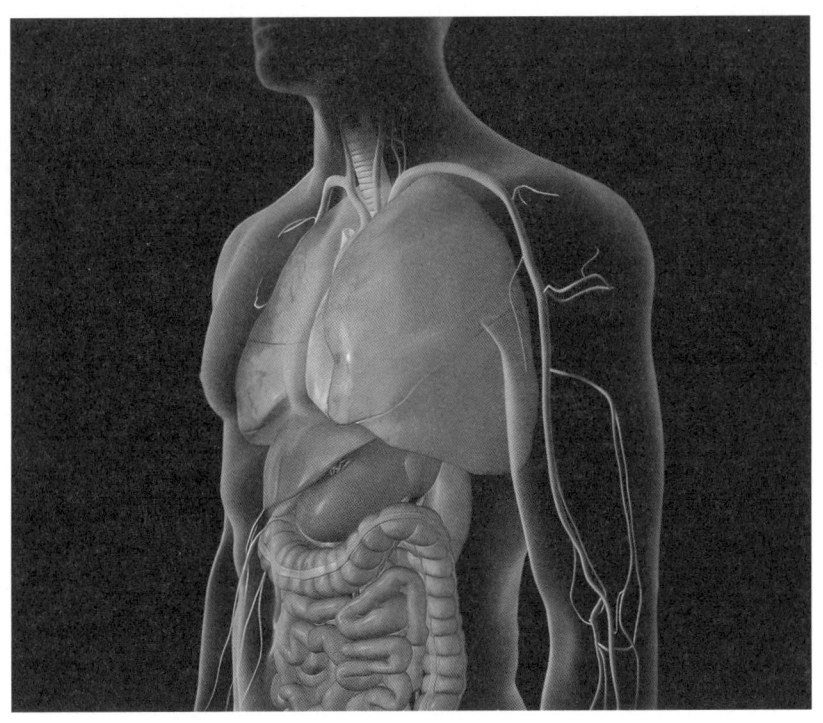

06

간이 소화계의 최고 왕입니다

간의 별명이 '침묵의 장기'이지요. 입부터 식도, 위, 그리고 장까지 이어지는 긴 튜브관인 소화기계에 직접적으로 간이 연결되어 있는 것이 아닌 듯 보이지만, 소화기능에서 간의 역할은 왕 중의 왕입니다.

간은 지방 소화대사에서 매우 중요한 역할을 합니다. 왜 비알코올성 지방간이 생기며 원인모른 간 기능 약화가 진행되는 걸까요? 모두 소화와 흡수기전에 비밀이 담겨있습니다.

소장으로부터 일부 지방(짧은 사슬 또는 중간사슬 지방산 등)은 모세혈관을 통해서 바로 간으로 들어오기도 하지만, 소장에서 흡수된 대부분의 식이 지질은 카일로마이크론에 의해 체내 각 조직으로 운반됩니다. 근육과 지방세포에 저장되고 카일로마이크론의 잔여물은 다시 혈액으로부터 제거되어 간으로 돌아오게 되지요.

간의 지방은 VLDL을 통해 체내 각 조직으로 운반되어, 근육과 지방세포 등 각 조직에서 중성지방을 전달하고 VLDL은 IDL을 거쳐 LDL로 전환되어 갑니다. 이 LDL은 나쁜 물질이라고 우리가 잘 알고 있지요? LDL이 콜레스테롤을 간 및 체내 여러 조직으로 운반합니다. 그리고 간 또는 소장에서 합성되는 HDL은 각 조직으로부터 콜레스테롤을 흡수하여, 즉 조직 중 여분의 콜레스테롤을 간으로 역수송하는 기능을 합니다. 그래서 좋은 콜레스테롤로 정평나있지요.

이 HDL은 간으로 콜레스테롤을 운반해주고 이후 콜레스테롤은 담즙 분비를 통해 체외로 배출되는 것입니다. LDL이 콜레스테롤을 체조직으로 전달한다면, HDL은 조직 중 여분의 콜레스테롤을 간으로 역수송하는 기능을 하는 것이죠.

07

인체에서 저절로 생기는 콜레스테롤

건강검진으로 콜레스테롤 수치가 너무 높게 나왔다고 걱정이시며, 영양관리와 식단에 엄청 신경 쓰시고, 의사로부터 약을 처방받기도 합니다. 이 콜레스테롤은 음식으로 섭취하는 것에도 영향을 받지만, 대부분의 콜레스테롤은 체내에서 합성된다는 사실, 알고 계셨을까요? 우리가 지방덩어리라고 생각했던 콜레스테롤이 사실은 지질의 소화와 흡수에 반드시 필요한 물질입니다.

콜레스테롤의 30~60%는 간에서 담즙산으로 대사, 담즙산은 담낭으로 이동하여 십이지장으로 담즙이 분비되며, 이 담즙산은 긴사슬지방산을 유화시켜 지질 소화 및 흡수시키는 역할을 하지요.

음식으로 섭취한 콜레스테롤(외인성)과 체내 합성 콜레스테롤(내인성)로 구분됩니다.

연구에 의하면, 저 열량, 저지방식이는 체내 콜레스테롤 합성을 감소시킬 수 있어요. 이 콜레스테롤은 아세틸CoA라는 물질에서 합성이 시작되어요. 이 아세틸CoA는 HMG-CoA가 되고, 다시 메발론산이 되어 여러 단계를 거쳐서 콜레스테롤이 형성이 됩니다. 이 콜레스테은 우리 피부에서는 비타민D합성에 관여하고, 스테로이드호르몬은 생성시키고, 담즙산을 생성하여 담낭에 저장시켜두는 소중한 기능을 하시오. 하지만 무엇이든 과유불급! 콜레스테롤이 너무 많이 생성되거나, 고지방식이를 통해 너무 많은 지방을 섭취한다면 특히 심혈관 질환에 문제가 됩니다.

따라서 콜레스테롤이 과도하게 높을 때 처방약은 스타틴계열의 약물의 작용은 HMG-CoA가 메발론산이 되는 과정을 아예 차단시키는 hydroxymethylglutaryl(HMG)-CoA reductase이며, 이는 곧 스타틴약물 작용기전인 것입니다. 결국에는 지방의 소화 및 흡수와 직결되는 원리임을 꼭 기억하세요.

08

식이 콜레스테롤을 줄이면
혈액 내 콜레스테롤을 조절할 수 있나요?

 동물성 식품 섭취를 통한 식이 콜레스테롤의 혈액 내 콜레스테롤 증가 효과는 크지 않습니다. 단, 섭취를 제한할 필요가 없다는 의미는 아니라는 사실입니다.
 이는 우리가 식사로 섭취하는 콜레스테롤보다 더 많은 양의 콜레스테롤이 매일 우리 몸에서 생성되기 때문입니다. 식품 속 콜레스테롤의 체내 흡수율은 개인차가 있고, 같이 섭취하는 식품에 의해서도 영향을 받습니다.
 즉, 과도한 콜레스테롤 섭취는 피하는 것이 바람직하지만, 콜레스테롤에만 지나치게 민감할 필요는 없습니다. 가끔 달걀노른자가 콜레스테롤이 많다고 먹으면 안 되지 않냐고 질문하시지만, 포화지방산과 콜레스테롤이 다량 함유된 동물성 식품 섭취를 적당히 해야 합니다. 2020 한국인 영양소 섭취기준으로 성인 기준, 콜레스테롤을 300mg/일 미만으로 섭취하도록 권고합니다.
 그리고 식이섬유가 많이 함유된 채소와 같이 섭취하면 콜레스테롤 흡수가 감소됩니다. 고기와 쌈 채소를 함께 곁들여야하는 것은 생활 속 필수 지혜겠지요.

혈액 내 콜레스테롤 상승은 식이 콜레스테롤보다 포화지방산, 트랜스지방산의 영향이 더 큽니다. 따라서 과식을 피하고, 포화지방산과 트랜스지방산이 함유된 식품 섭취를 줄이는 것이 더 중요합니다.

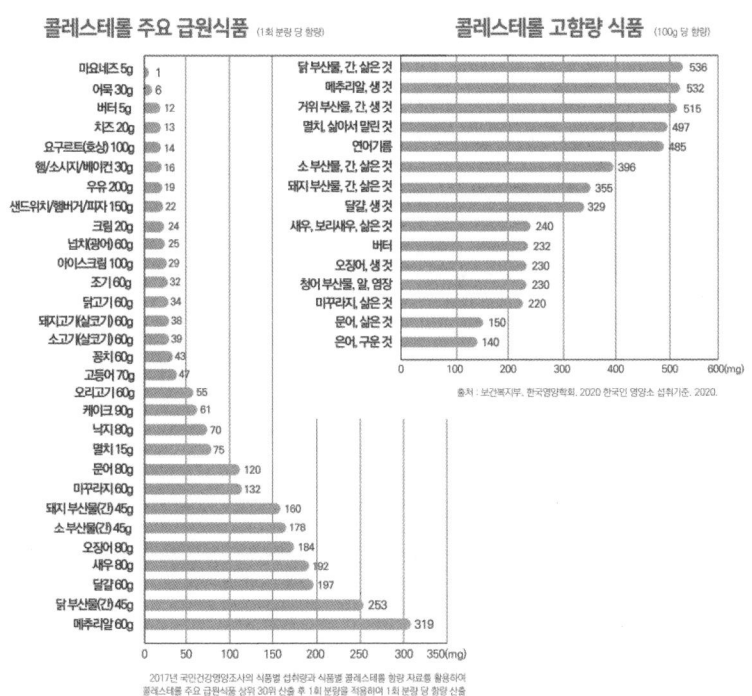

2020 한국인 영양소 섭취기준(보건복지부, 한국영양학회, 2020)

09

LDL 콜레스테롤 수치를 낮추는 방법

건강검진 결과로, 이 콜레스테롤 수치에 대해 고민이신 분들이 많습니다. 아울러 함께 하는 수치가 나쁜 콜레스테롤인 LDL, 중성지방에 대한 고민이지요. 좋은 콜레스테롤HDL과 나쁜 콜레스테롤LDL을 합쳐서 총콜레스테롤 수치로 기록되니, 반드시 LDL에 집중하여 확인하시는 것도 중요합니다.

일단 식단 및 영양관리에 대한 노력이 우선이겠지요? 기름이 많은 식품의 섭취를 줄입니다. 예를 들면 삼겹살, 갈비, 사골국, 닭껍질, 생크림, 초콜릿 등이죠. 이러한 음식을 줄이면 에너지 섭취량이 줄어들고 동물성 지방 중 많이 함유된 포화지방산의 섭취를 낮추는 노력이 중요한 것입니다.

아울러, 간, 곱창, 오징어, 새우, 명란젓, 난황 등 콜레스테롤의 함유량이 많다는 식품도 수치가 높아서 고민이라면 섭취를 줄이거나 피하는 것을 권장합니다. 버터, 마가린, 쇼트닝, 팜유, 육류 등 포화지방산과 콜레스테롤이 많이 함유된 식품은 가급적 피하는 것이 좋습니다.

반면에 식이섬유는 콜레스테롤을 꽉 잡아서 몸 밖으로 배출시켜주는 고마운 기능을 합니다. 콜레스테롤 수치를 낮추는 식이섬유를 충분히 섭취하도록 노력하는 것도 중요하겠습니다. 쌀밥이 아닌 잡곡밥을 기준하시고, 매끼니 2-3가지의 채소를 꼭 섭취한다면 콜레스테롤 수치를 개선하는 데 도움이 됩니다.

식이섬유가 풍부한 현미, 통밀, 보리 등 통곡물과 두류, 채소류, 과일류 등 섭취를 늘리는 것을 권장합니다.

그리고 식단과 함께 반드시 병행되어야 할 점은 운동입니다. 운동만 한다고 식단 및 영양관리가 되는 것이 결코 아니지만, 식단관리를 하면서 동시에 운동을 병행한다면 섭취한 음식에 대한 혈당조절 등 긍정적인 기능이 매우 다양하므로 운동이 필수입니다. 이 운동의 효과로 체중이 감량되면 콜레스테롤 수치는 낮아집니다.

작은 생활 속 습관의 변화로 건강한 삶을 영위할 수 있습니다.

10

백해무익한 트랜스지방

앞서 언급된 바와 같이, 식품에 존재하는 불포화지방산은 식물성유지에 다량 포함되며, 화학 구조적 특성으로 실온에서 액체 상태로 존재합니다. 이러한 식물성 유지는 가공과정에서 트랜스지방산이 만들어져요. 쇼트닝, 마가린 등 경화유도 트랜스지방산의 대표이지만, 높은 온도로 오랜 시간 가열한 기름에는 모두 트랜스지방산이 많이 포함되어 있다는 사실을 꼭 기억하세요. 기름은 신선하게 바로 쓰고 오래 사용됨이 없도록 깨끗하게 조리하고 관리해야한다는 점입니다.

이 트랜스지방산은 상온에서 고체 상태로 존재해요. 당연히 그 특성과 성질이 상온의 고체 상태인 포화지방산과 유사합니다.

즉 트랜스지방은 인위적으로 생성된 지방입니다.

자연에 존재하지 않고 가공과정에서 인공적으로 만들어낸 것이죠. 가공식품의 제조과정에서 제조되었으므로, 당연히 소비기한이 길고 산패에 강한 특징을 지닙니다.

우리 체내에 들어와서 건강에 미치는 영향은 어떨까요?

꼭 기억하세요. 트랜스지방산은 혈액 내 LDL콜레스테롤 수치를 상승시키고 혈관 내 염증반응을 유발하여 심혈관질환의 위험요인이 됩니다.

나쁜 LDL콜레스테롤 수치를 높이고 좋은 HDL콜레스테롤 수치는 낮추며 심혈관 질환과 당뇨병, 비만 등 다양한 대사증후군을 일으키며 건강문제를 유발합니다.

주요 식품은 마가린, 쿠키나 크래커 등 과자류, 가공식품, 패스트푸드에 트랜스지방이 존재하지요.

트랜스지방을 피하려면 영양성분표시를 꼭 확인하는 습관이 있어야 하며, 가공식품을 최소한으로 섭취하는 식습관이 중요합니다. 신선한 재료로 음식을 만들고, 가급적 가공식품은 줄이는 것이 바람직하지요. 지방은 우리가 완전히 배제할 수 없는 3대영양소 중 하나로 매우 중요합니다. 하지만 종류와 섭취량에 따라 건강에 미치는 영향이 크게 달라지기에 올바른 선택이 중요합니다.

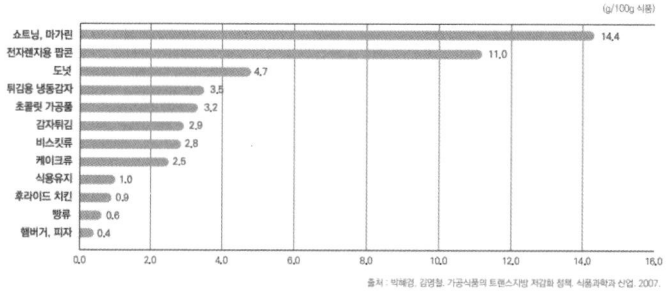

박혜경, 김명철. 가공식품의 트랜스지방 저감화 정책. 식품과학과 산업. 2007.

11

아이들에게 더 위험한 트랜스지방산 섭취

과자, 쿠키, 도넛 등 달콤한 간식을 누가 좋아하나요? 젊은 세대, 특히 우리 아이들이 좋아하는 단맛의 유혹이지요.

한국인 하루 평균 트랜스지방산 섭취량은 0.46g정도로, 서구에 비하면 너무 심각한 수준은 아닙니다.

하지만 가공식품과 외식이 증가하고 성인에 비해 유아와 청소년에서 트랜스지방산에 대한 노출과 섭취량이 많아서 주의가 필요합니다. 30대로 접어들면 그 수치가 큰 폭으로 떨어지지만, 그 이전 세대는 가공식품에 많이 익숙하다는 점도 간접적으로 느껴지네요.

지금 60,70대 어르신들의 어린 시절은 맘껏 먹는 과자파티시간은 상상도 할 수 없었겠지만, 요즘 아이들은 마트에 가면 해외의 유명 과자와 쿠키도 쉽게 만날 수 있는 현실입니다.

따라서 가공식품이기에 영양표시성분을 꼭 확인하고, 트랜스지방이 얼마나 들어있는지 매의 눈으로 살피는 지혜가 필요합니다.

2020한국인영양소섭취기준으로 트랜스지방산으로 얻는 에너지 비율은 1%미만으로 유지하도록 권장됩니다.

하루에 섭취하는 칼로리에서 1%미만으로 정말 최대한으로 트랜스지방산을 섭취하지 않도록 노력하자는 의미이겠지요.

한창 성장기인 아이들의 간식에 좀 더 신경 써야 겠습니다.

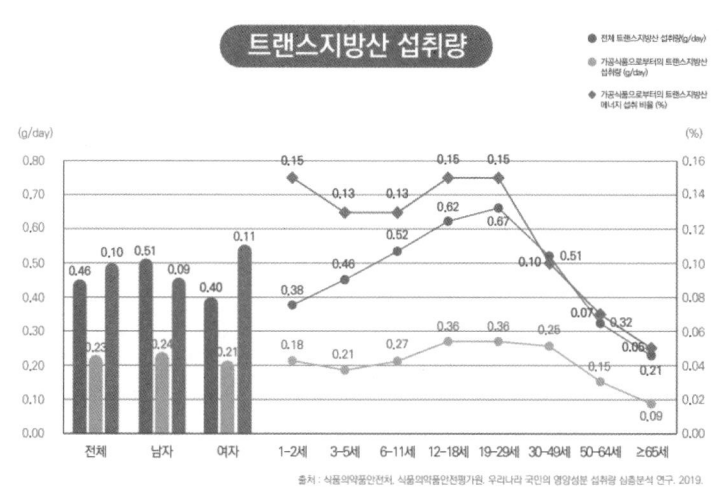

우리나라 국민의 영양성분 섭취량 심층 분석 연구.
식품의약품안전처, 식품의약품안전평가원, 2019.

생활 속 트랜스지방산 섭취를 줄이는 TIP

식품 구매
- 과자 등 가공식품을 구입할 때, 영양성분표시의 트랜스지방산 함량을 확인합니다.
- 세계보건기구(WHO)의 1일 권장 섭취량은 전체 에너지 섭취량의 1%미만이에요. 예를 들어, 하루 열량 2000kcal 섭취 시 약 2.2g 미만입니다.
- 빵을 구입 시 마가린이 적게 들어간 퍽퍽하고 거친 식감의 제품을 선택하도록 합니다. 달콤할수록 버터와 설탕이라는 점!
- 육류 구입 시, 지방과 껍질이 적은 부위를 선택하고 산패될 수 있으니 빛을 막은 어두운 곳에 보관합니다.

식품 조리
- 음식 조리 시 식물성 기름(대두유, 옥수수유, 올리브유 등)을 사용하도록 해요. 마가린 등 트랜스지방이 대표되는 기름은 최대한 자제합니다.
- 기름에 튀기는 조리 법 대신, 굽고 데치는 조리법을 선택하는 것도 방법입니다.
- 기름도 빛과 공기 중에 노출되면 산패되며 이는 트랜스지방산 생성을 유발하므로, 식용유는 밀봉하여 어두운 곳에 보관하도록 합니다.

식품 섭취
- 자연식품 위주로 섭취합니다. 가공식품과 패스트푸드는 정말 최소한으로 상황에 따라 선택을 하는 겁니다.
- 기름에 튀긴 음식으로 대표인 프라이드치킨은 기름기가 많은 부위인 껍질을 벗기고 섭취하세요.
- 가공식품으로 라면은 한번 튀겨낸 면이기에, 뜨거운 물에 한번 끓여 기름기를 버리고, 국물을 끓인 후 다시 면을 살짝 끓여 섭취하면 맛도 건강도 좋습니다.
- 가공식품에는 반조리용 식품들이 많습니다. 과다하게 섭취하지 않도록 자제합니다.

12

이상지질혈증의 기준

 지금까지 지방에 대한 분류부터 콜레스테롤, 그리고 트랜스지방산으로 이어지면서 지방 영양소로 인한 심혈관질환의 관계에 대해 감을 잡았습니다. 이제 본격적으로 지질 섭취와 관련된 질환에 대해 이야기를 시작합니다.

 이상지질혈증, 말 그대로 혈관 내 지질의 상태에 이상이 발생한 것이죠. 혈액 속 LDL콜레스테롤과 중성지방(TG)이 지나치게 많거나, HDL콜레스테롤이 너무 적은 상태를 의미합니다.

 LDL콜레스테롤은 나쁜 물질로 잘 알려지죠? 콜레스테롤을 전신으로 운반하여 너무 많으면 콜레스테롤이 동맥의 혈관 벽에 쌓이기도 하고 동맥경화의 원인으로 작용합니다. 반대로 HDL콜레스테롤은 체내의 잉여 콜레스테롤을 간으로 회수하는 착한 물질이에요. 깨끗하게 청소해주는 역할을 하는 겁니다.

 지방의 종류에서 불포화지방산을 알고 섭취하며, 식이섬유는 충분히 섭취하면 이상지질혈증을 예방하고 관리할 수 있습니다.

이상적 지질수치	
총 콜레스테롤	200 mg/dL 미만
중성지방	150 mg/dL 미만
LDL 콜레스테롤	100 mg/dL 미만
HDL 콜레스테롤	40 mg/dL 이상 ~ 60 mg/dL 미만

13

술도 안 마시는데 지방간이 된 이유

생각보다 많은 여성분들이 질문주신 내용이라서 함께 논의해보고자 합니다.

지방간은 간에서의 지방량이 5%를 초과한 상태를 말하며, 알코올 섭취의 유무에 따라 알코올성 지방간(alcoholic fatty liver disease, AFLD)과 비알콜성 지방간(non-alcoholic fatty liver disease, NAFLD)으로 구분됩니다.

비알코올 지방간질환(nonalcoholic fatty liver disease, NAFLD)은 유의미한 음주와 약인성, 바이러스 간염 등과 같은 이차적 원인에 의한 간질환이 없는 상태에서 간세포 내에 지방 침착이 관찰되는 질환이지요. 비알코올 지방간질환의 위험인자에는 유전적 성향과 비만, 대사증후군, 당뇨병, 이상지질혈증, 근감소증 등의 동반질환, 신체활동 감소와 식사 인자와 같은 환경인자가 있습니다.

NAFLD는 주로 유전적 요인, 과도한 영양섭취 그리고 신체 비 활동과 같은 생활 습관이 위험 요인으로 작용하며, 비만, 당뇨병, 이상지질혈증(dyslipidemia) 등과 같은 병적인 상태에 더욱 취약하게 만들어요.

비알코올 지방간 환자를 대상으로 한 가장 바람직한 치료는 간 지방증과 상관성이 높은 비만을 개선하는 생활 습관 중재라고 볼 수 있습니다. 비알코올 지방간의 생활 습관 중재는 주로 체중 감량, 식이 조절, 운동으로 구분됩니다. 중재로 관리된다는 의미는 예방이 가능하다는 뜻이기도 하지요.

간에서의 지방산 축적은 간 내부에서 지방산의 합성 증가하고, 지방산 산화의 감소하게 되어요. 이어서 다른 조직과 기관으로부터 간으로의 지방산 수송의 증가하고 간에서 다른 조직으로의 중성지방(TG, triglyceride)의 수송 감소로 인해 야기되어집니다.

악순환의 고리이지요.

비만으로 인한 대사 장애는 지방간 발생의 주요 원인이라 할 수 있습니다.

질환 발생은 단일 영양소섭취보다는 식사의 균형성, 다양성, 절제성 등 전반적인 식사의 질에 대한 분석이 요구되며, 연구결과에서 비알코올 지방간질환이 있는 비만대상자에게 2주 동안 탄수화물과 에너지 섭취를 제한시킨 연구에서 체중감소와 간 지방량 감소 및 인슐린 저항성이 개선됨이 나타났습니다. 또한 저탄수화물 식사가 저지방 식사보다 간 지방량을 감소시키는 데 더 효과적으로 밝혀집니다.

비알코올 지방간질환이 있는 비만 어린이를 대상으로 조사한 연구에서는 탄수화물 섭취량이 정상군에 비해 높았으며 포화지방산 섭취량은 간 지방량의 정도와 비례하여 증가하였다. 식이섬유와 오메가-3 지방산 섭취는 비알코올 지방간질환 발생과 역의 관계가 나타났어요. 식이섬유와 오메가-3지방산이 역시 긍정의 효과가 입증되네요.

지방간은 간 질환의 초기단계이지만, 산화스트레스를 높이고, 간 섬유증(fibrosis)과 간경변증(Cirrhosis)까지 발생시킬 수 있기 때문에, 그 위험성은 매우 큽니다. 유럽 비만 연구 협회에서는 지방간 완화를 위하여 체중감소와 식이조절을 최우선적으로 제안합니다.

특히 유산소의 중강도 운동은 에너지 소비를 증가시킴으로써 체중감소에 효과적이기 때문에 NAFLD의 치료방법으로 권장되지요. 칼로리 섭취 제한과 함께 운동을 통한 에너지 소비의 증가는 지방간의 개선에 가장 효과적인 방법임에도 불구하고, 실제 비만 환자들에게 매우 힘든 과정이기 때문에 운동과 영양관리를 중단하게 되는 것입니다.

연구결과에서 고지방 식이섭취는 간의 무게, 지방방울, 그리고 간 TG를 증가시켰지만, 식이변화 없는 유산소 운동의 단독처치는 체중의 감소를 유도하지 못하였음에도 불구하고, 간의 지방 합성 단백질의 조절을 유도함으로써 간의 무게와 지방방울, 그리고 간 TG를 감소시키는 결과를 나타내었어요. 하지만 지방간 치료에 대한 운동 강도의 차이는 관찰되지 않았다. 운동의 효과보다 영양관리의 궁극적인 개선이 인체에 더 영향을 준다는 점이 다시금 강조됩니다.

다양한 동물실험에서는 고지방 식이 섭취로 인한 체중의 증가와 함께 이상지질혈증, 지방간, 당뇨병 등 다양한 대사 장애 관련 질병과의 관련성을 제시되고 있어요.

건강한 상태에서는 간의 지방합성과 산화가 균형을 이루지만, 지속적인 고지방 식이 섭취는 지방합성과 산화의 불균형을 초래합니다.

고지방 식이 섭취는 지방합성 관련 인자의 증가를 통하여 지방간을 증가시켰지만, 규칙적인 유산소 운동은 AMPK의 인산화와 CPT-1의 상향조절을 통해 간의 무게, 지방방울, 그리고 간 TG를 완화시킬 수 있습니다.

따라서 저강도의 유산소 운동을 병행한 영양관리는 비만인의 NAFLD 완화를 위한 초기 운동중재로써 활용가능하다고 정리될 수 있는 것이죠.

중년여성에서 식사의 질과 비알코올 지방간 발생과의 연관성에 대한 우리나라 연구결과에서는 중년여성에게서는 서양의 결과와 달리 비알코올 지방간질환 위험에 열량과 다량영양소의 과잉섭취가 아니라 단백질과 항산화 영양소를 비롯한 미량영양소 섭취의 부족 및 불균형이 관련이 있을 것으로 확인했습니다.

연구의 대상자인 중년여성에서는 식생활평가지수에 기반을 둔 식사의 질이 높을수록 비알코올 지방간질환의 위험감소와 연관이 있었어요. 특히, 항목별로는 총 과일 섭취, 총 채소 섭취, 김치, 장아찌를 제외한 채소 섭취, 고기, 생선, 달걀, 콩류 섭취가 높을수록 질환 위험이 감소하는 것으로 나타났습니다. 이러한 결과는 서양의 비알코올 지방간질환자의 식사 섭취 결과와 달리 우리나라 중년여성의 경우에는 지방, 포화지방, 탄수화물, 에너지 섭취 과잉 보다는 과일, 채소와 고기, 생선, 달걀, 콩류의 단백질을 다양하게 충분히 섭취하는 것이 중요한 것으로 고려됩니다.

또한 일반적으로 적색육, 가공육, 유제품과 팜유와 같은 일부 식물성 제품에 많이 함유되어 있는 포화지방산의 섭취는 글루타치온

(glutathione) 대사 손상으로 산화적 스트레스를 유발하여 비알코올 지방간질환의 발생과 관련될 수 있습니다.

고포화지방산식이를 할 경우, 유전자 변이가 비알코올 지방간질환에 대한감수성에 영향을 미친다고 확인됩니다.

지중해식 식사는 신선한 채소, 과일, 콩류, 잡곡, 생선, 오메가-3 지방산(올리브 오일, 견과류 등)을 충분히 섭취하고 우유 및 유제품, 적색육과 가공육 섭취를 줄이는 식사 패턴입니다. 지중해식 식사에 포함된 식이섬유소, 단일불포화지방산, 오메가-3 지방산 및 생리활성물질에 의한 항산화 기능과 항염증 기능을 통해 비알코올 지방간질환의 진행과 위험을 감소시킨다고 알려져 있지요.

국외 연구에서도 지중해식 식사 점수(Mediterranean diet score, MDS)가 1 표준편차만큼 증가할 때 간 지방 축적이 감소(OR 0.57; 95% CI, 0.27-0.86)하였고, 지방간 발생 위험이 26% 감소하였습니다. MDS는 채소류, 견과류, 콩류의 점수가 높을수록, 적색육 점수는 낮을수록 간 내 지방 축적 감소와 관련이 있었습니다.

지방간이 되는 인체 대사적 이론을 통해 왜 술을 마시지 않았음에도 불구하고 간질환이 우려되는 지 원인이 파악됩니다.

현명한 식생활을 통해 내 몸을 더 사랑해주시길 바랍니다.

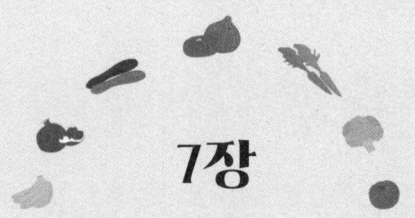

7장

근감소증과 영양관리
"근테크의 시대! 단백질 이야기"

01

어르신들이 젊은 시절보다 더 잘 드셔야 하는 이유

식생활을 통한 영양 섭취는 생명 유지를 위해 가장 기본적으로 충족되어야 할 삶의 요소이지만, 노년기는 만성퇴행성 질환의 발병, 소화 및 흡수 기능의 저하, 식욕 감퇴, 경제 수준의 저하, 외로움 등 여러 요인에 의해 영양 결핍의 위험이 증가하는 시기이지요.

노화로 인해 쇠약해지고 거동이 불편해지면 누구나 식품 확보에 어려움을 겪을 수 있으며, 기능 저하와 만성질환 관리가 필요한 노년기의 건강 유지를 위해 영양 관리는 더욱 중요해집니다.

보건복지통계연보(2023)에 따르면, 우리나라 전체 인구는 향후 감소할 전망이지만 2022년 65세 이상 노인인구는 약 9백만 명으로 전체의 17.5%를 차지하며, 65세 이상 노인의 비중은 2023년은 18.4%, 2024년은 19.4%로 지속적으로 빠르게 증가하고 있어요.

2022년 한국의 고령자통계에 의하면, 65세 이상 노인인구는 전 국민의 17.5%로 901만8천명이 65세 이상 고령인구이며, 인구의 20%가 65세 이상인 초고령 사회 진입이 2025년으로 예상되며, 2040년 32.3%

까지 지속적으로 증가하여, 2060년에는 43.9%로 증가할 것으로 추정되고 있어요.

노인인구가 급증함에 따라 노년기 만성질환의 이환율을 낮추어 건강수명을 연장하고 노인의 정신적 및 신체적 건강 등 삶의 질 향상에 관한 연구에 관심이 높아지고 있는 현실입니다.

노인의 건강 문제는 현 시대에서 중요한 관심사가 되었고 노인의 건강증진은 개인의 문제가 아니라 국가적으로 해결해야 하는 문제점으로 부각되고 있는 것이죠.

노쇠 현상은 신체 기능 손상 이외에도 영양부족 심화로 이어지면서 빈혈, 저체중, 낙상, 입원, 사망을 야기할 수 있다. 전 세계적으로 65세 이상 노인의 노쇠 유병률은 5~27%를 보이며, 이는 영양부족과 밀접한 관련성을 지닙니다.

노인의 식사 섭취에서 에너지, 단백질과 항산화 영양소의 결핍은 면역기능을 감소시켜 만성질환의 발생이 증가하는 원인이 되므로 질병 예방 및 건강한 노년기를 위해서는 균형 있는 식생활과 적절한 영양 공급이 필수적이에요.

하지만 대부분의 연구 결과에서 우리나라 노인들의 영양소 섭취량은 한국인의 영양섭취기준과 비교했을 때 에너지, 단백질, 칼슘, 칼륨, 아연, 리보플라빈, 니아신, 비타민 C 및 엽산의 섭취가 부족하다고 밝혀지는 슬픈 상황이네요.

당면한 어르신들의 매끼니 식사에 사회적인 관심이 필요한 시점입니다.

02

나이가 들면 당연히 노쇠해 지는 건가요?

노인의 경우 정상적인 노화에도 체지방이 점진적으로 증가하고 있으며 비만은 심각한 질환을 일으킬 수 있는 원인으로 고혈압, 당뇨병, 고지혈증, 그리고 대사증후군 등의 대사질환을 유발하여 결국 심혈관 질환을 일으켜 사망에까지 이르게 하는 치명적인 위험을 초래하지요.

국내 노인의 노쇠 유병률이 OECE 34개 회원국 중 가장 빠른 것으로 보고되며, 고령의 노인들은 노화에 따른 신체기능의 저하로 신체 활동성이 크게 줄어들고 이로 인한 심혈관계 질환 및 체지방량의 증가, 근육의 기능 감소 현상이 두드러지게 나타납니다.

이러한 기능 감소의 현상은 노인들의 일상생활활동 저하와 낙상 등에 관련되어 중요한 문제로 떠오르고 있어요.

노쇠함은 근육량의 지속적인 감소로 신경계와 근육계의 역할을 감소시켜 노인의 자주적이고, 독립적인 삶을 유지하는 데 힘들게 하는 것으로 알려져 있어요.

노쇠함은 운동수행력의 손실과 더불어 의도하지 않은 체중감소, 지속적인 피로, 낮은 신체활동 능력, 느린 보행속도 및 근육의 약화로 지목되고 있지요.

근감소증과 노쇠함 모두 노인성 증후군에 포함되며, 병인학에서 유사한 공통점을 가지고 있다는 것이 특징입니다.

근감소증은 노쇠함보다 먼저 발생하며, 두 질환의 공통점을 꼽자면 느린 보행속도와 근육의 약화예요.

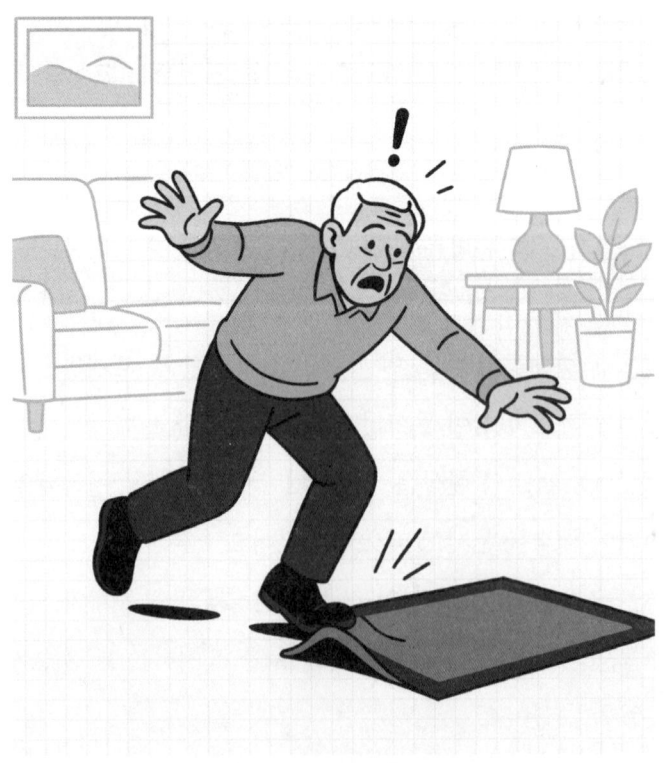

03

근감소증이라는 질병의 시작!?

노인성 증후군과 관련해 매우 중요한 위험인자 중 하나로 알려진 근감소증(sarcopenia)에 대한 관심이 크게 증가하는 실정입니다.

노화에 따른 근감소증과 쇠약함은 노인들의 유병률, 신체적 기능장애, 삶의 질을 떨어뜨릴 뿐만 아니라 조기 사망을 불러일으킨다. 두 질환을 일으키는 주요 원인으로 산화적 스트레스에 의한 신경계가 제대로 기능을 하지 못하고, 단백질 합성의 부족과 신호전달의 지연, 부적절한 영양 및 신체적 비활동 등이 지목되고 있습니다.

노화 과정에서 혈액순환 문제에 따른 고혈압, 고지혈증 및 심장질환 등의 위험 때문에 육식과 같은 단백질을 멀리하고, 채식 위주로 변하게 되지요

노인의 부실한 영양섭취는 근감소증과 노쇠함을 불러오는 원인 중 일부이기도 하고, 65세 이상 유럽인의 영양 관련 유병률은 23%~66% 사이를 나타내고 있어요.

노인들의 낮은 에너지 섭취는 저장된 지방의 손실뿐만 아니라 근육량 손실에서도 손해를 보며, 21kcal/kg 미만의 에너지 섭취는 노쇠할

위험성을 증가시킵니다.

일반적으로 노인들이 1588±31kcal 미만의 일일 에너지 섭취로 인해 노쇠할 위험이 증가하기에 일일 에너지 섭취량을 평균 1739 ± 20kcal 이상을 해야 해요.

노인의 근육량 및 근력손실 예방을 위한 단백질 섭취와 유지의 중요성에 대해 언급한 선행연구에서 쇠약함은 총칼로리 섭취와 관련이 없지만, 단백질 섭취량은 1g/kg/day 미만인 것으로 나타났습니다.

의도하지 않은 체중감소는 쇠약함의 진단 기준 중 하나이지만, 비만 또한 노인들의 쇠약함과 관련이 있어요.

국외 사례에서도 최근 균형 잡힌 영양소 대신에 부실한 영양소로 충분히 섭취한 비만 및 과체중 여성들이 정상인 여성들보다 더 쇠약해지기 쉽다는 것이 판명되었습니다.

노화는 근육량의 감소와 반대로 지방량의 증가를 수반한다는 것은 잘 알려져 있기에 근감소증과 쇠약함은 노화 과정에서 중요한 건강 위험 요소로 인식되고 있어요.

부실한 영양과 근감소증이라는 두 조건은 노인의 운동기능 장애 위험을 증가시킵니다.

노인들의 식단에서 단백질의 총량은 단백질 합성 및 근육량을 조절하는 단백질 동화작용을 조절하는 데 중요합니다.

노인들이 생선, 우유, 닭고기 및 소고기와 같은 양질의 단백질을 1g/kg/day 이상의 섭취는 단백질 합성과 단백질 동화작용 조절에 관여하여 근육량 감소를 예방해 줄 거예요.

그리고 운동 강도 70% 전후의 규칙적인 운동은 신경계, 근육계 및 인체의 수행능력 개선 등에 긍정적 효과를 보여 근감소증과 쇠약함을 방지, 지연 및 가역적으로 되돌릴 수 있어요.

충분한 영양과 특히 생선, 우유 및 육류 등 양질의 단백질 섭취는 건강유지에 매우 중요하단 점을 꼭 명심하시길 바랍니다.

2020년의 국민건강영양조사 자료에 의하면, 평균필요량(EAR) 미만을 섭취하는 노인 대상자의 비율이 에너지는 남자 34.2%, 여자 44.3%이며, 단백질은 남자 28.0%, 여자 47.5%인 것으로 확인되었어요.

단백질 영양부족이 남자노인보다 여자노인의 비율이 더 높으며, 특히 칼슘은 남자 66.8%, 여자 81.3%가 평균필요량 미만으로 섭취하는 실정으로 나타났습니다.

노인의 영양 상태는 개별 상황에 따라 차이가 있겠지만, 일반적으로 남성보다 여성, 경제적으로 어려움이 있을수록, 1인 가구인 경우 더 불량한 것으로 확인되었어요.

그리고 실태를 보니, 노인의 영양보충제섭취비율은 높으며, 질병 관련 약물을 과다복용하고 있어 건강과 영양에 장애요인으로 작용하고 있었다는 점이 노년기 영양관리의 특징으로 비춰지네요.

04

초고령화 시대, 근테크가 필요한 이유

근감소증이란 노화가 진행되면서 골격근이 점진적으로 줄어들어 근육량과 근력이 감소하고 근육의질이 저하되는 상태이며, 노화에 의한 점진적인 근육량 저하와 근육의 힘, 근육 기능의 저하에 의해 발생하는 질환입니다.

노인의 건강에는 신체적 요인과 외부적 요인이 혼합되어 영향을 미치게 되는데 만성질환, 영양결핍 및 신체활동 저하로 인한 사회적 기능 감소 등 혼합된 잠재적 기전이 나타날 수 있는 근감소증에 대한 관심이 급증하고 있어요.

1997년 Rosenberg는 노화에 따른 근육량의 감소와 근육 기능의 상실을 설명하기 위한 용어로 그리스어에서 근육이라는 뜻의 'sarx'와 상실, 손실의 뜻을 가진 'penia'를 결합한 단어인 근감소증(sarcopenia)을 처음으로 소개하였습니다.

sarcopenia도 생리학적 측면에서 고려하여야할 요인의 하나인데, sarcopenia는 노화로 인해 발생하는 근육의 질량과 힘의 손실을 정의되며 노년기에 발생하는 frailty와 기능장애의 발생에 중요한 영향을 미치는 역할을 합니다.

근감소증은 미국질병관리본부(Center for Disease Control and Prevention, CDC)에서 질환으로 정의할 만큼 예방과 중재에 대한 관심은 사회적 이슈가 되고 있지요.

근감소증은 질병으로 인식되어 2016년 세계보건기구의 제10차 국제질병통계분류(ICD-10)에 병명코드(M62.84)가 등재되었고, 일본의 경우에도 2018년 근감소증을 새로운 질병으로 지정할 만큼 근감소증에 대한 경각심은 날로 고조되고 있어요.

국내도 제8차 한국표준질병사인 분류에 근감소증(M62.5) 진단명이 2021년부터 포함되게 되었어요. 진단 알고리즘과 진단 기준에 대한 국제적 합의와 공식 질병으로 인정됨에 따라 전 세계가 근감소증이라는 질병의 중요성과 가치에 주목하고 있지요.

우리나라의 근감소증 유병률 현황에 대한 보고서(질병관리청, 2024)에서 2022년 국민건강영양조사 중 65세 이상 악력(1,462명) 및 체성분검사(1,276명) 참여자를 대상으로 분석한 결과, 2022년 65세 이상 악력저하율은 남자 14.2%, 여자 18.8%이며, 근감소증 유병률은 남자 6.6%, 여자 9.2%였다. 근감소증 유병률은 고령일수록 높았고, 여자가 남자에 비해 높았으며, 소득수준이 낮은 군에서 높았습니다.

노화성 근감소증을 진단하는 기준이 전 세계적으로 표준화되어 있지 않지만, 근육량, 근력, 신체 수행력의 3가지 요소의 기준치를 측정하여 근감소증을 진단하고 있어요.

근감소증 진단기준 중에 근력(악력)과 인간의 노화와의 관계는 다양하게 나타나는데, 근력이 감소된 노인들은 근골격계와 고유수용감각이 저하되고 균형 감각이 감소하여 자립생활과 일상생활 수행에 걸림돌이 되기 때문에, 근기능 향상과 신체 수행력을 높이기 위한 다양한 중재가 필요한 실정입니다.

아직 공식적인 FDA승인 치료제가 없기에 기본적인 운동 및 영양관리를 통한 생활 속 근감소 예방 및 관리가 더욱 중요한 상황입니다.

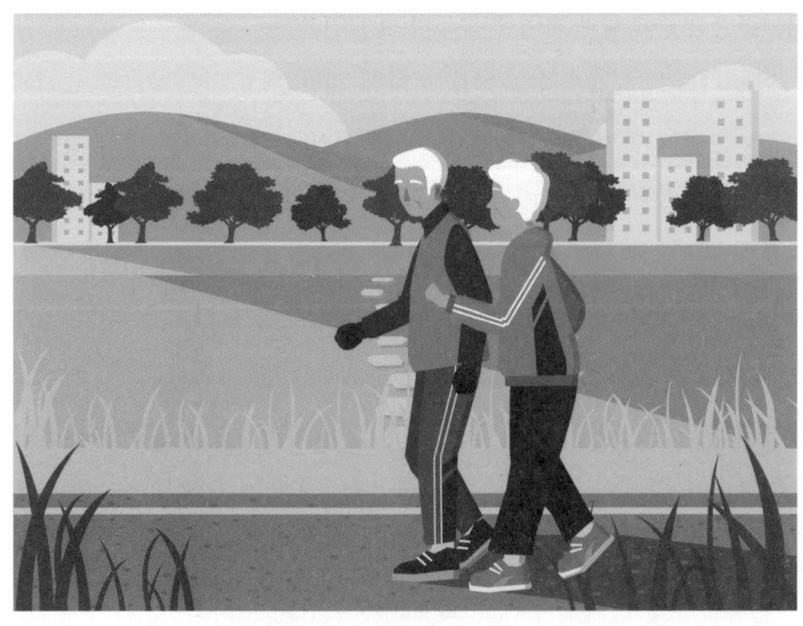

05

근육을 살리면
노년기 삶의 질이 높아집니다!

　노화가 진행됨에 따라 체중은 변하지 않더라도 체지방은 증가하고 근육량은 감소는 체성분의 변화가 발생된 것을 의미하지요.
　근육량의 감소 기전은 만성염증의 지속, 신경계 및 내분비계 변화, 영양상태 불균형, 신체활동 감소 등에 의한 것으로 알려집니다.
　근육 내 지방축적은 염증성 물질인 tumor necrosis factor-alpha, and interleukin-6 등을 많이 분비하게 되고, 이는 인슐린 감수성에 작용함으로써 근육량의 감소를 일으키게 되고 이러한 근육량의 감소는 신체활동의 감소 및 안정 시 소비 열량 또한 줄임으로써 체지방을 증가시키는 쪽으로 작용하게 되는 것이죠.
　근감소증(Sarcopenia)은 노화의 결과로 점진적으로 발생하는 골격근, 힘 및 기능의 상실로 알려지며, 근육량과 근육 섬유의 감소, 영양상태의 악화 등 여러 가지 요인이 근감소증의 발병과 관련 있어요.
　최근에는 근감소증이 근육량 저하뿐만 아닌 근 기능 저하의 개념으로도 해석되면서 근육량 감소와 더불어 근력의 약화 또는 보행속도,

신체활동 수행능력으로 대변되는 신체기능의 저하의 의미도 동반하기도 합니다.

근감소증은 근기능과 근육량의 저하를 가져오며, 그로 인한 낙상에 대해 공포심이 증가하게 되고 신체활동을 기피하게 되는 악순환을 반복하게 됩니다.

이는 노인에게 반복적인 낙상을 유발하여 골절의 위험성을 3배 이상 증가시키며, 고혈압의 위험은 2.5배, 심혈관질환은 2.3배, 사망위험은 2배 증가시키는 것이죠.

도시에 거주하는 근감소증 유병률은 20.1%인 반면 농촌지역 노인의 근감소증 유병률은 49.2%로 보고되어 농촌지역 노인의 근감소증 유병률이 도시지역 노인보다 2배정도 높은 것으로 알려져 있어요.

노인의 근감소증 발생에 영향을 미치는 요인으로 노화에 의한 산화스트레스, 만성염증, 인슐린저항성에 의한 세포자멸사가 발생하여 이로 인한 근세포의 감소가 발생하는 것입니다.

노화는 근육 내 미토콘드리아의 ATP 생성을 방해할 뿐만 아니라 노화 근육 내 미토콘드리아는 40 %까지 감소하며, 노화 관련 단백질의 대사 교란은 근육량을 감소시키는데, 이 상태에서 체지방이 증가하면 노인에서 근감소성 비만을 초래하게 되어요.

근단백질 합성에 영향을 미치는 운동과 영양부족 등이며, 특히 영양소 중 단백질 섭취량의 감소가 가장 밀접하게 관련이 있습니다.

근감소는 근육량의 저하와 함께 근력의 감소로 나타나며 삶의 질적 저하의 한 요인으로 지목되고 있지요.

한국 노인의 악력과 건강관련 삶의 질 연관성에 대한 연구에서 악력은 전반적인 근력, 근육량, 영양상태 평가하는 도구로써, 악력이 증가할수록 건강관련 삶의 질 또한 높아지며, 이는 악력이 건강관련 삶의 질의 강력한 독립인자라는 사실을 밝혀졌어요.

다른 연구에서도 연령증가로 인한 근감소가 악력조절능력과 뇌활성화에 미치는 영향을 확인하며, 근골격계의 급격한 감소는 노인의 악력약화와 더불어 인지장애 위험, 기억 감퇴 및 우울증 등으로 삶의 질 지수가 낮은 경향을 보이는 것으로 나타났습니다.

이로써 노년기 연령증가에 따른 삶의 질 향상을 위한 적정수준의 근력 유지와 관리는 뇌 건강과도 긴밀하게 연계되어 있으며, 이러한 결과들은 노년기의 근감소증에 따른 적정수준의 근력 유지와 관리가 더욱 중요시 되는 실정입니다.

06

근육과 영양관리의 그 묘한 상관관계

　근감소증(sarcopenia)은 의도적으로 발생하는 것이 아닌 나이가 들면서 근육 섬유의 수 및 단면적의 감소로 인해 뼈대근육의 근육량이 저하되는 현상을 의미하며, 근육량은 노화에 따라 20~30세 이후 매년 약 1~2 %씩 감소하고 60세 이후는 2~3 %씩 급격하게 감소합니다.

　인체의 근골격계는 인체를 구성하는 대형의 기관으로서 스포츠나 일상생활을 하는데 많은 부분을 같이하기에 노화에 의한 감소는 어쩔 수 없더라도 평생 강건하게 유지되어야 한다. 삶에서 근력이 중요한 것은 근력 수행을 하는데 근섬유 동원능력에 따라 힘을 생산하는 능력으로 정의할 수 있고, 자연적인 노화 현상에 따른 근량과 근력 및 운동기능이 점점 감소하는 데 문제가 있다. 그러나 노화 과정에서 호르몬 생성 감소, 활성화 산소 증가와 세포 내 산소공급을 위한 적절한 요구량의 어려움에 따른 인체 생리학적 기능의 노화는 여러 기관계의 기능 감소와 같은 부정적 변화가 발생하는 것입니다.

　노화의 과정에서 신체의 장기에도 구조적 기능적인 변화가 동반되며 전체 체중의 40%를 차지하는 골격근도 양적으로 질적으로 퇴화하기 시작한다. 이처럼 골격근은 다양하게 신체적, 신진대사에 중요한 역할을 하는데 sarcopenia가 시작되면 근력과 근육량의 현저한 손실로 이어지지요.

골격근은 인체의 자세와 운동을 지배할 뿐 아니라 매우 다양한 생명현상에 중요한 역할을 수행한다. 근육은 탄수화물과 지방을 태워, 체온을 유지하고, 동시에 혈당을 낮추는 체내의 가장 큰 기관입니다. 음식 섭취 시 높아진 혈당을 흡수하여 저장하였다가 공복 시에 다시 내어놓는 저수지와 같은 역할을 수행함으로써 당뇨와 비만을 억제하는 중요한 기능을 수행하고 있어요.

최근 운동과 함께 분비된 근육유래 인자(마이오카인)는 다양한 생리활성을 가지는 종류들이 밝혀지고 있는데, 대표적인 예로서 백색지방을 갈색지방화 한다거나, 뇌의 기억 중추인 해마의 크기를 증가시킨다하는 마이오카인들의 실체가 발견되어지고 있습니다.

노화는 나이가 들면서 일어나는 쇠퇴적인 변화 현상으로 신체의 구조와 기능이 점진적으로 저하되고, 질병과 사망에 대한 감수성이 급격히 증가되는 과정이라 할 수 있죠.

사지 근육량은 남자는 20대 중반에 최고치를 나타낸 후 감소추세를 나타내며, 여자는 20대에서 40대중반에 이르기까지 완만한 최고치를 유지하여, 남자가 더욱 빠른 감소추세를 나타냅니다.

근육량과 근력의 감소율은 20대 이후 계속적인 증가하며, 근력은 80세를 기준으로 급격하게 감소합니다. 한국인 남자는 전체 근육량과 사지 근육량이 30대 중반부터 감소추세를 나타내며, 60세부터 더욱 현저하게 빠른 감소추세를 나타냅니다.

여자는 30세부터 50세까지 일정하게 유지한 후 50대 중반이후 서서히 감소하며, 70대중반이후 다소 빠른 감소추세를 나타내는데, 남자보다 더욱 완만한 감소추세가 확인되어요. 남자는 사지 근육량을 신장의 제곱으로 나눌 경우 40대 중반부터 급격한 감소경향을 나타내며, 여자는 사지 근육량을 신장의 제곱으로 나눌 경우 70세 이후부터 현저하게 감소합니다.

근감소증 유병률은 여러 요인 중 여자는 폐경 이후 에스트로겐과 안드로젠 등 성호르몬 분비가 감소하여 근육량 소실을 유도하여 60-70대에 근감소증 유병률이 증가하지만, 남자는 여자보다 늦은 나이에 성호르몬(테스토스테론) 분비가 감소하여 80세 이후 근감소증 유병률이 급증한다고 해요.

근감소증은 심혈관질환 및 당뇨병을 비롯한 다중 질환의 위험요인으로 작용하며, 골다공증, 골절, 낙상, 정신건강 저하 및 인지기능 장애에도 중요한 영향을 미칩니다.

노인들의 근육이 감소하는 이유는 근육의 단백질 합성률과 골격근 질량 유지 사이에는 직접적인 관계가 있기 때문이지요.

노화중에 단백질이 풍부한 식단이나 신체 운동과 같은 자극에도 불구하고 근육의 단백질 합성작용에 장애가 있는데 이를 동화작용 저항이라고 해요.

노년층은 '대사성 역치'가 청년과 비교했을 때 더 높으며, 동화작용 신호와 또는 자극의 지연 시간을 단축하기 위해 영양소 가용성을 증가시킬 필요가 있습니다.

노년의 근육에서 미토콘드리아 생합성에 손상을 입게 되는데 그렇게 되면 근육 생성이 쉽게 이루어지지 않아 근감소증과 같은 질환이 발생하게 됩니다. 좀 더 영양학적으로 살펴보자면, 필수아미노산인 류신(leucine)은 단백질 효소(mTORC1) 경로의 활성화에 일차적인 역할을 하여 근단백질 합성을 증가시킵니다. 이 아미노산은 인간과 동물 모두에게 단백질 동화 신호를 자극합니다.

노인들은 종종 단백질 섭취가 불충분하여 근감소증과 노쇠함에 대한 영양적 면에서의 역할은 중요하다. 현재 많은 수의 노인들이 일일 단백질 섭취량의 권장 수준에 이르지 못하고 있고(0.8g/kg/day), 노인들은 근육 건강을 유지하기 위해 최대 2.0g/kg/day가 필요할 수 있어요. 이 수치는 매우 중요하며, 노인들은 동일 단백질을 섭취하여도 젊은 사람들보다 근단백질 합성률과 근육이 커질 확률이 현저히 낮기 때문이지요.

이것은 인슐린 민감도가 저하되어 단백질 합성을 위한 아미노산 흡수가 감소하는 것이 원인으로 작용한다는 점을 기억해주세요.

결국 노화에 따른 근육량의 급격한 감소는 심각한 활동 장애 및 이차 노인성 질환(당뇨, 비만, 심혈관질환, 골다공증 및 우울증)을 유발하여 악순환의 고리가 되어 결국 건강수명 단축으로 이어지게 됩니다.

상대적으로 요양기간만 증가하게 됨으로써 앞으로 고령사회 진입은 의료 사회적 비용 증가를 촉발하여 사회적인 문제로 대두되는 실정입니다.

근감소증은 점차 증가하는 추세로 2000년 기준으로 전 세계 성인 중 5,000만 명 이상이 근감소증이 있고, 2030년 전 세계인구 6명중 1명이 60세 이상이 되고 이들의 약 25%가 근감소증환자가 될 것이라 예상되며, 2040년 이후에는 근감소증 환자가 2억 명 이상이 될 것으로 추정된다는 실로 큰일이 아닐 수 없습니다.

07

근감소증 예방을 위해, 운동이 중요할까? 영양관리가 중요할까?

　노인 질환 중 근감소증의 경우 근육량, 근력, 근육 기능 등이 감소하는 질환으로 일상생활이 어렵고 당뇨나 심혈관 질환에 영향을 미치게 되어 심각도가 높은 질병입니다.

　아직 전 세계적으로 근감소증을 치료하는 약은 존재하지 않고, 개발이 진행되고 있는 상황이다. 현재 근감소증을 예방 및 치료하기 위해서는 운동요법과 단백질 제공하는 방법이 알려져 있지요.

　근감소증 중재와 관련된 선행연구를 살펴보면, 초기에는 운동중재를 통해서 근육량, 근력, 신체수행능력이 향상되는 효과가 있는 것으로 확인되어요. 하지만 근감소증과 노쇠함의 시작과 그 과정에서 장애로의 진행으로 이어지는 체제를 이해하는 것과 운동과 특히 영양적 부분에서 효과적인 전략을 개발하고, 예방법을 설정하기 위한 전제조건이 중요하다고 볼 수 있지요.

운동과 영양은 일상에서 이루어지는 건강증진에 매우 밀접한 처치요인이기에 저항운동과 유산소운동이 권장되고, 영양학 측면에서 볼 때 양질의 단백질을 추가적인 섭취가 권장됩니다.

신체활동은 잠재적으로 근감소증과 쇠약함을 예방하고 지연시키며, 또한 되돌릴 수 있다는 장점이 있는데, 65세 이상 성인의 28-34%만이 여유시간을 이용한 신체활동에 참여하는 것으로 보고되고 불행하게도 이러한 신체활동 참여 비율은 점차 감소하고 있어요.

노인의 근감소증과 쇠약함 예방 및 지연에 최적의 조합은 개인에게 유산소 및 저항운동과 단백질 관련 미네랄 등 영양소 보충을 포함해야 합니다. 농촌지역 근감소증노인을 위한운동·영양 복합프로그램의 효과검증 연구에서 영양관리 중재를 일부 진행하였지만, 단백질보충제를 활용하였으며, 직접적인 식단관리의 연구는 거의 없는 실정이에요. 근감소증관리를 위한 단백질보충제 섭취량에 관한 연구결과를 살펴보면 노인대상의 단백질보충 혹은 고단백 식사섭취가 근감소증을 억제시키고, 근섬유생성을 증가시킨다고 확인되어요.

최근에는 근육합성에 필요한 영양소인 단백질을 보충하는 영양중재를 운동중재와 동시에 실시하는 운동·영양복합프로그램이 운동프로그램보다 근육지표향상에 더 효과적인 것으로 밝혀집니다.

효과적인 노인운동 코칭을 위한 근감소증의 이론적 고찰에 대한 연구에서도 운동트레이닝을 통한 근감소증의 보다 효율적인 처치를 위해서는 단백질의 추가섭취를 포함한 영양학적 접근방법을 병행할 필요성이 있다고 강조하였어요.

단백질 보충제의 무분별한 섭취는 대사과정 중 부정적 영향을 미칠 가능성이 있고, 실제로 단백질보충제가 천연단백질보다 인체에 유용하다고 증명된 연구결과는 없으며, 오히려 과도한 섭취는 대사증후군을 비롯해 제2형 당뇨병이나 암, 만성질환 같은 위험성이 증가할 수 있다는 발표가 이어지고 있습니다.

국외 연구에서는 참가자에게 운동 처치와 함께 3개월 동안 매일 60g의 단백질을 섭취하게 하였는데, 근육량, 근력 및 보행속도에서 유의한 개선을 발견되었습니다.

근감소의 폭을 줄이고 감소치의 역치를 높이기 위해서는 적절한 운동과 영양이 중요하며, 영양학적 개입을 통한 운동프로그램과의 조합을 촉진하는 전략의 개발은 근감소증과 쇠약함의 관리에 더 효과적일 수 있는 것이죠. 올바른 영양과 규칙적인 운동은 기능장애의 역치를 높이고, 운동 수행능력을 높일 뿐만 아니라 건강수명을 높이는 계기가 될 것이 분명합니다.

2024년 질병관리청의 우리나라의 근감소증 유병률 현황에 대한 보고서에서도 65세 이상 근감소증 유병률은 연령이 증가할수록 근감소증이 증가하고 특히 소득수준이 낮은 경우 근감소증에 취약하며, 저소득층 등 취약계층을 우선적으로 근감소증 조기 발견과 영양관리 프로그램 (경로당·복지관 등 노인 회합형 프로그램, 방문·배달 프로그램, 요리교실 등) 및 운동을 포함한 조기 개입이 중요한 것으로 강조되었습니다.

종합해보면, 노년기 영양관리와 신체적 변화의 특징으로 인하여 근손실 및 근감소증의 위험성에 노출되어 있으며, 이를 극복하기 위해서 선제적으로 적절한 영양관리를 통한 질환의 위험성을 적극적으로 예방 및 개선이 중요할 것입니다. 기본에 충실한 영양관리로 근감소증도 예방이 가능합니다.

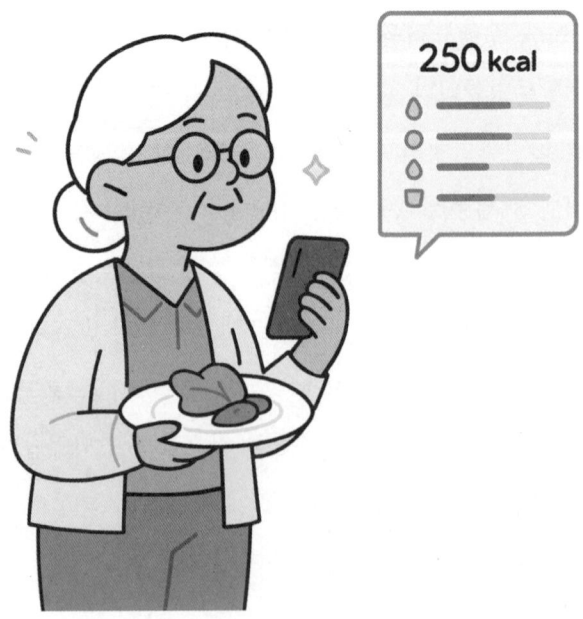

08

체중 조절을 위해, 운동이 중요할까? 영양관리가 중요할까?

앞서 노년기 근감소증에 중점을 두고 운동과 영양의 관계를 살펴보았습니다. 근감소증은 현재 치료약이 없는 실정에서 융합적인 관리로 선제적인 예방이 매우 중요하겠습니다.

자. 평생의 숙제! 다이어트(체중 조절) 관점에서 운동과 영양의 관계를 분석해볼까요?

"운동을 했으니깐" 보상심리고 영양관리를 소홀히 하시는 경우가 생각보다 많습니다. 결론은 시너지 효과를 위해 자전거 두 바퀴가 굴러가듯이 함께 움직여야 한다는 점을 강조 드립니다.

체지방량을 줄이기 위해 달리기 운동에서 소모되는 열량과 체지방량을 계산하는 과정은 여러 가지 요인을 고려해야 합니다. 기본적으로 운동 시 소모되는 열량은 체중, 운동 강도, 운동 시간에 따라 달라지며, 체지방 감소는 열량 소모와 식이요법을 함께 조절할 때 효과적입니다.

올바른 식생활 습관으로 영양관리를 하면서, 꾸준히 근력 운동을 추가하면 기초대사량(BMR)이 증가하여 운동 외에도 더 많은 칼로리를 소모할 수 있습니다. 근력 운동은 체지방 감소에 도움이 될 수 있습니다.

운동을 해야 하는 이유는 기초 체력 향상을 통화 노화 시계를 느리게 하기 위한 노력이 매우 중요하기 때문입니다.

영양학의 대사기전으로 설명하자면, 근육은 몸에서 가장 큰 글리코겐 저장소입니다.

운동을 통해 미토콘드리아 생합성이라는 과정으로 더 효율적인 새로운 미토콘드리아가 많이 생성되고, 제 기능을 못하는 미토콘드리아는 자연스럽게 제거되기도 합니다.

이 과정에서 미토콘드리아가 더 많이 생성할수록 글리코겐을 지방으로 저장하거나 혈장에 남겨두는 대신 연료로 소비하는 능력이 대폭 증가합니다.

즉 운동을 할수록 살이 잘 안찌고 기초대사량이 높아지고 근육질의 단단한 체형으로 변화하는 선순환이 형성되지요.

운동을 통해 인슐린 민감성이 높아지고 최대산소섭취량이 향상되는 등 긍정적인 효과는 매우 강조됩니다.

열량제한을 통해 적게 먹고 덜 움직이는 식이요법으로 체중을 조절하는 것은 엄청난 잘못된 행동이라는 점을 꼭 명심하세요.

똑똑하게 먹고! 열심히 운동하기! 선순환 구조의 핵심입니다.

궁극적으로 체지방 감소를 가속화하려면 운동 외에도 식이조절을 병행하는 것이 매우 중요하겠죠? 쿠키 1개를 먹는 것은 금방이지만, 운동으로 열량을 소비하려고 하면 많은 노력이 필요한 것입니다. 운동했다고 보상으로 과식하지 않기로 해요. 약속!

09

주말에만 고기 외식?

오늘 저녁 생선 한 마리 굽기도 생각보다 여간 귀찮은 조리가 아닐 수 없습니다. 특히 바쁜 워킹맘, 혼자사시는 1인가구 분들은 요리가 큰 부담이지요. 그러면서 주말에 가족 외식 일정이 있으니 단백질은 주말에 섭취하면 괜찮다고 안심하시면서 동시에 영양관리에 괜찮은지 질문을 하시는 경우가 종종 있습니다.

단백질은 노화에 따른 근육량 감소에 저항하면서 근육량을 유지하는 데 도움이 되며, 모든 연령군에서 근감소증과 비만의 위험도를 감소시킵니다.

한국인 영양소섭취기준에 대한 섭취비율 평가에서도 단백질은 남성에서는 섭취 권장량 대비 156%, 여성에서는 132% 섭취하는 것으로 확인되어 한국인 평균으로 평가할 때는 부족하지 않게 섭취하고 있는 영양소이지요.

의외로 단백질이 부족할 걱정은 의외로 안 해도 되는 걸까요?

과연 그럴까요? 이는 평균의 오류로 단순 평균값에만 의존함으로써 실제 상황을 왜곡하거나 잘못 이해하게 되는 문제가 생기는 거죠. 영양 및 보건관련 통계가 객관적 자료이기는 하지만, 그 결과를 토대로 전체를 파악할 수 없고 개인 맞춤형 영양관리에 중심을 두어야 함이 매우 중요합니다.

아무튼 단백질은 전체 집단의 평균으로 섭취 적절성을 평가하기보다는 개별적인 접근으로 결핍군과 결핍위험군을 찾아내는 노력이 필요한 영양소입니다.

하루 동안 섭취한 단백질의 총량도 중요하지만 최근 연구에서는 단백질의 끼니별 섭취 분포도 중요한 것으로 보고되고 있습니다. 대부분의 연구에서 1회에 많은 양의 단백질을 섭취한 것보다 끼니별로 나누어 고르게 섭취하는 것이 근육량과 근력에 좋은 효과를 보이는 것이 확인됩니다.

단백질은 끼니별 분포를 고려해야 하는 근거는 단백질 섭취에 있어 한 끼에 치우쳐서 먹는 것보다, 여러 횟수로 나누어 고루 분포하여 섭취하는 것이 근육 단백질 합성에 도움 되기 때문이지요.

하지만 한국인 성인의 끼니별 단백질 섭취 분포를 조사한 연구결과, 총 단백질 섭취량, 동물성 단백질 섭취량 모두 남성이 여성보다 높았고, 연령이 높을수록 감소하였습니다. 관찰한 6개의 집단 중 가장 단백질 섭취량이 높은 군은 남성 청년군으로 92.6 ± 1.1 g/day의 단백질을 섭취하고 있었고, 가장 낮은 군은 여성 노년군으로 47.6 ± 0.6 g/day의 단백질을 섭취하고 있어 2배 가까운 차이를 보였습니다. 단백질 섭취분포는 아침이 차지하는 비율이 남녀 모두에서 낮았지요.

단백질 섭취량의 증가에도 불구하고 청년군의 3명 중 1명, 노년군의

3명 중 2명이 권장량 이하의 단백질을 섭취하고 있으며 끼니별 분포도 저녁에 치우침을 보여 고르지 못한 실정입니다.

그리고 남녀 모두에서 청년군에서 노년군으로 갈수록 아침 단백질 섭취량과 섭취율은 증가하고 저녁 단백질 섭취량과 섭취율은 감소하였습니다.

연령군이 높아질수록 저녁식사를 통한 동물성 단백질의 섭취가 감소하면서 총 단백질 섭취량이 감소하고, 나이가 들수록 끼니별 단백질 섭취량이 하향평준화함을 알 수 있는 것이죠.

한국인 성인의 끼니별 단백질 섭취급원은 대부분의 연령군에서 끼니별 단백질 섭취의 1위, 2위 급원은 육류나 곡류였고, 3위 급원은 어패류였어요. 아침에서 저녁으로 갈수록, 노년군보다 청년군일수록, 여성보다 남성의 경우 육류가 주요 급원을 차지합니다. 노인군의 경우는 아침, 점심, 저녁 모두 곡류가 1위 단백질 급원을 차지합니다.

고령에서는 노화로 인해 근육량이 줄고 근육의 힘과 기능이 떨어지는 근감소증은 독립적인 삶을 위협하는 큰 요소인데, 합성 및 분해 속도는 신체활동과 단백질 섭취에 의해 영향을 받습니다.

연구에서는 청년군에서는 끼니별 0.24 g/kg/day, 즉 끼니당 20 g까지는 단백질 섭취량이 증가할수록 근육 단백질 합성이 양의 상관관계를 보이면서 증가하는 것으로, 노년군에서는 0.40 g/kg/day, 즉 끼니당 30-40 g/day에서 최대의 단백질 합성이 일어나는 것으로 밝혀졌습니다.

현재 한국인의 단백질 RNI는 청년군, 중년군, 노년군 모두 동일하게

0.91 g/kg/day로 정해져 있지만, 대한노인의학회는 1.2 g/kg/day를 권유합니다.

 한국인에서 단백질 섭취량을 증가시키기 위해서는 식물성 단백질 섭취량을 늘리면서 적색육과 가공육이 아닌 생선류, 해산물, 유제품 등의 섭취로 동물성 단백질의 섭취를 증가시키는 방안이 필요한 실정입니다. 매끼니 손바닥 크기 분량으로 단백질군 식품을 반드시 포함하여 식사를 구성해보시길 적극 권장합니다. 기억하세요. 내 손바닥 크기만큼의 단백질군을!

고기류	생선 및 해산물류	알류	콩류	우유류
소고기(로스용) 40g	고등어 50g	달걀(1개) 55g	두부 80g	우유 200ml
돼지고기(안심) 40g	갈치 50g	메추리알(6개) 55g	강낭콩 20g	떠먹는요구르트 100g
닭고기(가슴살) 40g	어묵 50g		낫토 40g	

출처_대한당뇨병학회

1단위 당 8g 단백질의 양

[자료] 대한당뇨병학회, 2020 한국인영양소 섭취기준(보건복지부, 2020)/
당뇨병전단계 성인을 위한 맞춤형 영양관리 가이드(식품의약품안전처, 2024)

10

단백질이 풍부한 식품을
꼭 드셔야 합니다!

    암 예방은 물론, 암 진단 후의 건강관리도 식생활과 밀접한 관련성을 가집니다.
    골고루 먹으면서 양질의 단백질을 든든히 섭취해야 하며, 채식을 하겠다며 고기를 배척하는 것은 오히려 좋지 않습니다.
    암유병자에게 운동보다 중요한 게 건강한 식사입니다.
    암 진단 후에 고기를 아예 끊는 경우가 있는데, 동물성과 식물성단백질을 고르게 섭취해야하며, 이는 우리 세포는 단백질을 활용해서 대사하고, 항암 치료 중에는 에너지 대사가 많기 때문에 평소보다 더 먹어야 합니다.
    권장되는 일일단백질섭취량은 체중1kg당 1g 정도예요. 즉, 체중 60kg의 환자라면 단백질60g정도 계산되네요. 대개 고기100g을 먹었을 때 단백질20g을 섭취할 수 있습니다. 그러나 주의할 점은 단백질은 한번에20g 정도만 흡수할 수 있고 나머지는 지방으로 저장되어 남는다는 사실!

식사할 때마다 고기반찬이나 생선 한 토막을 곁들이는 방식으로 100g정도를 드시는 걸 권장합니다.

그리고 하루 단백질섭취량의 3분의1 이상은 동물성으로 채우는 게 바람직합니다. 함께 곁들이는 채소도 무조건 많이 갈아서 먹기보다는 스스로 씹어 먹을 수 있는 만큼의 양을 색깔별로 다양하게 쌈이나 샐러드로 섭취하는 것이 좋습니다.

가급적 하루에 빨강, 노랑, 녹색, 보라색, 흰색 등 다섯 가지색깔의 야채와 과일을 섞어 먹는게 좋겠지요.

예를 들어, 녹색인 브로콜리와 빨간색인 파프리카, 보라색인 가지 등으로 다양하게 식단을 구성하면 됩니다. 하지만 채소보다 과일이 많아선 안 된다는 점을 꼭 기억하세요.

입맛이 없다는 이유로 국수, 빵, 떡 등으로 끼니를 해결하는 경우가 많습니다. 특히 더운 여름이나 혼자 식사를 챙겨야 할 경우 대충 탄수화물 중심의 면이나 빵으로 드시는 분들이 많은 데, 이런 식습관은 당뇨 위험을 높일 수 있기에 절대적으로 주의해야 합니다. 정제탄수화물 섭취량이 늘어나기 때문이지요.

탄수화물은 죄가 없다고 계속 강조했지요?! 다만 껍질을 벗겨낸 식이섬유가 모두 제거된 정제된 뽀얀 상태인 점이 문제가 된다는 사실!

통곡물과 함께 단백질 식품을 챙겨먹는 습관이 식생활의 가장 기본기라고 할 수 있으니, 재차 강조 드립니다.

11

식물성대체육이
동물성단백질을
'대체'할 수 있을까요?

동물성 육가공품의 대체제인 식물성 대체육 제품은 대표적인 식물성 식품이며 대체 단백질 식품으로도 널리 알려져 있습니다.

대체육으로 한정했을 경우 2040년에는 전 세계 육류 시장의 60% 이상을 차지해 기존 육류 시장 규모를 추월할 것으로 전망되기도 합니다.

식물성 대체육 제품은 환경의 지속가능성을 유지하기 위함이며, 종교·사회·윤리적 이유에서 동물성 식품을 지양함, 건강과 관련해 영양학적 충족 및 안전한 식품을 섭취하기 위함이 선택의 이유겠지요.

한국 내 시중 유통되는 가공식품 완제품에 표기되는 기본 영양성분(열량, 탄수화물, 단백질, 지방, 나트륨, 콜레스테롤) 및 파생되는 개별 영양성분(지방산, 아미노산, 미네랄 등)에 관한 특성 연구로 국내 유통 식물성 대체육 제품과 동물성 육가공품의 영양성분 특성 비교가 있습니다.

특히 단백질영양소에 대해 필수, 비필수 아미노산 조성 및 개별 구성 아미노산 함량 분석 결과 결과를 확인해보니, 모든 육류 단백질에는 10종 필수 아미노산이 포함되지만 식물성 단백질은 1~2가지 빠진 경우가 많아요.

동물성 육가공품에 비해 부족한 영양성분은 필수 아미노산 중 메티오닌(38%)과 히스티딘(34%)이 있었으며 미네랄 중에는 아연(57%)이 동물성 육가공품에 비해 부족하였습니다.

탄수화물의 경우 식물성 대체육 제품의 함량이 동물성 육가공품 대비 58% 높고 지방은 20% 낮았으며, 콜레스테롤은 식물성 대체육 전 제품 함량이 0으로 19~70mg/100g 수준인 동물성 육가공품 대비 확실한 품질 특성을 나타났습니다.

팜유 또는 야자유를 사용한 식물성 대체육 제품에서는 탄소 개수 14개 이하인 단쇄 포화지방산의 함량이 동물성 육가공품 대비 27~2,394% 높았기 때문에 원료 사용 시 유의해야 한답니다. 팜유가 많이 포함된 식품은? 과자 등 가공식품이라는 점을 기억하세요.

12

몸 보신에는 무조건 사골곰탕?

영양관리와 든든한 식사를 혼돈하시는 분들이 많아요. 포만감 가득한 식사를 영양을 잘 챙겼다고 오해하는 경우이지요. 그 대표적인 예로 남성 중년분들은 국물 중심의 탕 요리를 매우 선호하시며, 곰탕을 주제로 질문을 하십니다. 체력을 보충하는 요소로 사골 곰탕이 기여하는 바가 높을 까요? 그 이야기를 시작합니다.

인과 칼슘 대사는 영양학 및 생리학에서 매우 중요한 주제이며, 이 두 미네랄은 뼈 건강뿐만 아니라 여러 생리적 기능에 중요한 역할을 합니다. 이들 간의 상호작용은 호르몬, 대사 경로, 그리고 체내 항상성 조절을 통해 매우 세밀하게 조절됩니다. 인과 칼슘 대사는 서로 상호작용을 합니다.

칼슘과 인은 뼈와 치아를 구성하는 주요 미네랄로, 칼슘인산염($Ca_3(PO_4)_2$)형태로 결합하여 뼈의 구조적 강도를 유지합니다. 혈중 칼슘과 인 농도는 매우 정밀하게 조절되며, 칼슘의 세포 내 농도가 낮을 때, 인의 농도가 과도하게 증가할 경우 뼈에서 칼슘을 방출하는 작용을 합니다.

호르몬의 역할에도 영향을 주는 데, 부갑상선 호르몬(PTH)는 칼슘 농도가 낮을 때 분비되어 혈중 칼슘 농도를 증가시키는 역할을 합니다. PTH는 뼈에서 칼슘과 인을 방출시키고, 신장에서 칼슘의 재흡수를 촉진하며, 인의 배출을 증가시킵니다. 즉, PTH는 칼슘 농도 상승을 유도하는 동시에 인 농도를 감소시키기 위해 작용합니다.

즉 부갑상선 호르몬은 혈중 칼슘 농도가 낮을 때 분비되어, 뼈에서 칼슘과 인을 방출하게 합니다. 이 호르몬은 혈중 칼슘 농도를 올리기 위해 인의 배출을 촉진시키기도 합니다.

그리고 비타민 D는 장에서 칼슘과 인의 흡수를 촉진합니다. 또한, 비타민 D는 뼈에서 칼슘과 인의 이동을 조절하며, 이를 통해 혈중 칼슘 농도를 유지하고 뼈 건강을 지원합니다. 비타민 D가 부족하면 칼슘 흡수가 감소하고, 인의 흡수는 비교적 더 잘 이루어지지 않으므로 결과적으로 두 미네랄의 균형에 영향을 미칩니다.

비타민 D는 장에서 칼슘과 인의 흡수를 촉진하는 역할을 합니다. 또한, 뼈에서 칼슘과 인의 이동을 조절하기도 합니다.

따라서 칼슘과 인의 균형이 중요하고 과잉 섭취 시 문제가 될 수 있어 주의가 요구됩니다. 과도한 인 섭취는 칼슘과의 균형을 깨뜨릴 수 있습니다. 인이 과도하게 섭취되면 부갑상선 호르몬(PTH)의 분비가 증가하고, 이는 뼈에서 칼슘을 방출시켜 골밀도 감소 및 골다공증과 같은 뼈 질환을 유발할 수 있습니다. 또한, 과도한 인 섭취는 신장 질환이나 심혈관계 질환을 초래할 수 있습니다.

인이 너무 많으면, 칼슘과의 균형이 깨져서 저칼슘혈증이나 뼈 건강

저하(골다공증 등) 같은 문제가 발생할 수 있습니다. 과도한 인 섭취는 또한 부갑상선 호르몬의 분비를 증가시켜 뼈에서 칼슘이 과도하게 빠져나가게 할 수 있습니다.

칼슘이 부족할 경우, 몸은 뼈에서 칼슘을 방출하여 혈중 칼슘 농도를 유지하려 하며, 이로 인해 인의 농도가 상대적으로 증가할 수 있습니다. 그러나 칼슘의 부족이 지속되면 뼈 건강에 심각한 영향을 미칠 수 있습니다.

인과 칼슘의 관계에 대한 최근 연구에서는 인과 칼슘의 섭취 균형이 신체의 건강에 미치는 영향을 분석하고 있습니다. 연구들은 칼슘과 인의 적정 비율이 중요하며, 칼슘:인 비율이 약 1:1에서 2:1이 이상적이라고 보고합니다. 고비율의 인 섭취는 뼈 건강에 부정적인 영향을 미치고, 칼슘의 흡수에도 방해가 될 수 있습니다.

따라서 칼슘과 인은 생리적 역할과 뼈 건강을 위해 상호작용하는 중요한 미네랄입니다. 이들의 균형이 맞지 않으면 뼈 건강에 부정적인 영향을 미칠 수 있으며, 과도한 인 섭취는 부갑상선 호르몬의 분비를 증가시키고 뼈에서 칼슘을 과잉 방출시킬 수 있습니다. 또한, 칼슘과 인의 균형을 맞추는 것은 건강한 뼈를 유지하는 데 필수적입니다. 인과 칼슘 대사의 복잡한 관계는 호르몬, 비타민 D와 함께 상호작용하면서 체내 항상성을 유지하는 중요한 메커니즘을 제공하는 것이죠.

사골곰탕은 주로 소뼈를 오래 끓여서 만든 국물로, 뼈에서 나온 칼슘, 인, 콜라겐 등이 포함되어 있습니다. 특히, 사골곰탕은 인이 다소 많이 포함되어 있을 수 있습니다. 인은 뼈와 치아를 구성하는 중요한 미네랄 중 하나로, 칼슘과 함께 뼈 건강에 중요한 역할을 합니다.

인과 칼슘은 뼈와 치아의 주요 구성 요소이며, 이 두 미네랄은 서로 밀접하게 연관된 대사를 합니다. 이들의 균형이 깨지면 뼈 건강에 문제가 생길 수 있다는 점을 기억하세요.

칼슘과 인은 뼈에서 칼슘인산염 형태로 결합하여 뼈를 강하게 만듭니다. 이 두 미네랄의 농도가 균형을 이루어야 뼈가 건강하게 유지될 수 있습니다.

따라서 사골곰탕처럼 인이 풍부한 음식을 섭취할 때는 칼슘과 인의 균형을 잘 맞추는 것이 중요합니다. 일반적으로 인은 고기, 뼈와 같은 동물성 식품에 많이 들어 있고, 칼슘은 주로 유제품이나 녹색 채소에 많이 포함되어 있으므로, 두 미네랄을 균형 있게 섭취하는 것이 좋습니다.

실생활 사례에서 사골곰탕을 냉동해두고 매일 먹는 것은 일정 부분 건강에 도움이 될 수 있지만, 몇 가지 주의할 점이 있습니다. 사골곰탕은 뼈에서 우러나오는 칼슘, 인, 콜라겐, 글루타민 등이 포함되어 있어 체력 회복과 뼈 건강에 도움이 될 수 있습니다. 특히 콜라겐은 피부나 관절 건강에 좋습니다. 그러나 매일 먹는 것에 대해 몇 가지 고려할 점이 있습니다.

사골곰탕에 포함된 콜라겐은 피부와 관절 건강에 도움이 될 수 있습니다. 또한, 글루타민 등 아미노산이 면역력 강화에 기여할 수 있습니다.

사골곰탕은 뼈 건강에 중요한 칼슘과 인이 포함되어 있어, 뼈를 튼튼하게 하는 데 도움이 될 수 있습니다.

국밥 한 그릇은 지방과 단백질이 포함되어 있어 에너지원으로 유용합니다. 특히 체력이 떨어졌을 때 회복에 도움이 될 수 있습니다.

하지만 주의할 점은 과도한 인 섭취입니다. 사골곰탕은 인이 풍부한 음식입니다. 인을 과도하게 섭취하면 칼슘과 인의 균형이 깨져 뼈 건강에 좋지 않을 수 있습니다. 또한, 인이 과도하게 쌓이면 신장에 부담을 줄 수 있습니다.

그리고 사골곰탕의 국물에는 나트륨이 많을 수 있습니다. 매일 섭취하면 나트륨 과다로 고혈압 등의 문제가 발생할 수 있습니다.

또 사골곰탕은 지방이 많을 수 있으므로, 과도한 섭취는 체중 증가나 소화에 부담을 줄 수 있습니다.

따라서 사골곰탕은 균형 잡힌 식사를 위해 다양한 음식과 함께 섭취하는 것이 좋습니다. 매일 먹는 것보다는 주기적으로 섭취하는 것이 좋으며, 인과 칼슘의 균형을 맞추고 나트륨 섭취를 조절하는 것이 중요합니다. 또한, 지방 섭취를 과도하게 하지 않도록 주의가 필요합니다.

13

말랐는데 비만인 '마른비만'

이번 장의 주제는 단백질이고 근육에 대한 영양과 대사기전인데, 갑자기 비만 이야기를 시작하네요. 근육이 빠진 자리를 지방으로 메우면서 소위 말라보이지만 체지방이 높은 마른 비만이 되는 현상을 영양학적으로 분석해보겠습니다. 노년기의 근감소증과 함께 성인기의 마른 비만은 최신 영양으로 뜨거운 주제이지요.

최근 세계보건기구에 의하면 2016년에는 18세 이상의 성인 중 19억만 명 이상(39%)이 과체중이고, 이들 중 6억 5천만 명 이상(13%)이 비만이라고 합니다.

체중이 정상임에도 불구하고 체지방량이 과도하게 많은 상태를 마른비만 (Normal Weight Obesity, NWO)이라고 정의되어 지네요. 체중이 정상 범위에 속하거나 심지어 낮아 보일 수 있지만, 체내 지방량이 과도하게 많은 상태를 말합니다. 이 상태는 체지방률이 높은 반면, 근육량은 적어 건강 위험 요소를 증가시킬 수 있습니다.

마른비만은 BMI(체질량지수)가 정상 범위에 있어도 체지방률이 높은 상황에서 발생하며, 이는 종종 일반적인 체중 기준으로는 감지되지 않습니다.

마른비만은 체중이 정상이나 저체중 범위에 있지만, 체지방률이 높고 근육량이 상대적으로 부족한 상태입니다. 이는 체질량지수(BMI)와 체지방률 사이의 불일치에서 비롯되어요.

마른비만은 체중이 적당히 보이지만, 내장지방이 축적되어 있거나 피하 지방이 많을 수 있습니다. 비만의 주요 건강 위험 요소인 내장지방의 축적은 심혈관질환, 당뇨병, 대사증후군과 같은 질병을 유발할 수 있습니다.

최근 국내에서 젊은 여성들 사이에서 마른비만의 문제가 부각되고 있다. 2009-2010년 국민건강영양조사 결과를 토대로 국내 20세 이상의 성인에서 정상 BMI인 대상자(4,957명) 중 NWO의 유병률은 남성과 여성이 각각 36%, 29%였다. 정상체중 여성의 약 30%가 NWO라고 확인됩니다.

사회적으로 외모지상주의적 사고가 만연해져 젊은 여성들은 매력적인 외모를 가꾸기 위해 부적절한 방법으로 무리한 다이어트를 하고 있는 것이죠. 이는 결과적으로 체중은 감소하지만, 운동량이 줄어들면서 근육량은 적고 체지방이 많은 마른비만을 유발하게 되네요.

마른비만의 주요 위험 요소는 체중이나 BMI가 정상 범위에 있더라도 내장지방의 축적이 발생할 수 있다는 점입니다. 내장지방은 내부 장기들 주위에 축적되어 혈당, 콜레스테롤, 혈압 등의 대사 지표에 악영향을 미칠 수 있습니다. 이는 심혈관 질환, 당뇨병, 고혈압, 지질대사장애 등의 대사 질환의 위험을 증가시킵니다.

여러 연구에서 마른비만이 대사 질환과 밀접한 관련이 있음을 밝혔습니다. 마른비만이 심혈관질환 및 대사증후군의 위험 요소가 될 수 있으며, 마른비만이 체질량지수(BMI)만으로는 진단하기 어렵고, 체지방률을 함께 고려해야 한다는 점이 강조됩니다.

즉 BMI가 정상 범위에 있어도 내장지방이 과다한 사람들이 대사질환의 위험이 높게 됩니다. 마른비만인 사람은 혈압, 혈당, 혈중 지방 수치에서 비만인 사람과 유사한 위험을 보일 수 있습니다.

또 마른비만이 심혈관계 질환과 강한 연관성을 가지며, 체지방량이 많은 사람은 심혈관계 질환의 발병 위험이 높아지는 경향을 보인다고 합니다. 이는 내장지방과 체지방률이 심혈관질환과 밀접한 관계가 있다는 사실이며, 마른비만이 혈당과 혈압에 미치는 영향도 강조되겠습니다.

NWO의 하위 개념인 metabolically obese normal weight(MONW)는 정상체중이지만 대사적 이상을 가진 사람들을 뜻하며, 이들은 고인슐린혈증이 나타나고 높은 인슐린 저항성으로 제 2형 당뇨병에 걸리기 쉬우며 조기 관상동맥질환이 있다고 보고됩니다.

저체중, 정상, 마른 비만 및 비만 여대생의 식행동 및 혈액 임상지표 비교에 대한 연구결과, 서울지역의 여대생 무작위 추출 기준 215명 대상자 기준으로 마른비만 여성이 전체 여성의 29.8%, 정상 체중 여성의 43.2%로 나타났습니다. 마른비만군이 정상군보다 골격근량이 유의적으로 낮고, 특히 '건강이 많이 안 좋아졌다'고 응답한 마른비만군의 비율이 다른 세 군보다 유의적으로 높게 나온 것이죠. 특히 마른비만군이 정상군보다 식사 시 배부르게 먹는 편이고, 음식 섭취 후 취침 시간은 비만인 여대생은 3시간 이후 5시간 이내에 비교적 빨리 취침하였고 정상군은 5시간 이후에 취침하는 학생이 가장 많았습니다. 그리고 식품군에서 해조류를 일주일에 1회 미만으로 섭취하는 대상자 중 마른비만군이 가장 많았고 매일 섭취하는 대상자 중 정상군이 가장 많았습니다. 지방이 많은 육류의 섭취 빈도는 비만군이 다른 세 군보다 자주 섭취하는 경향을 보였지요. 커피, 에너지드링크, 홍차 등의 카페인 음료 섭취 빈도도 마른비만군이 다른 세 군에 비해 유의적으로 높은 것으로 나타났습니다.

염증지표인 백혈구 수(WBC)는 비만군에서 다른 세 군에 비해 유의적으로 높았습니다. 이런 결과는 비만은 높은 총 백혈구 수치와 연관이 있다는 사실을 밝힌 성인 여성 대상의 다른 연구와 유사하게 나타났으니 관련 증거는 넘치는 격이네요.

여기서 중요한 점은 비만은 만성 염증 상태이며 따라서 과도한 체중과 관련된 병적상태 및 위험의 일부가 염증성 질환과 관련이 있을 수 있다는 것입니다. 여러 연구에서 염증지표인 백혈구 수가 상승하면 대사증후군이나 관상동맥질환 및 제 2형 당뇨병의 합병증 발병 가능성이 높아진다고 밝혀집니다.

비만은 급성질환과 수술 후 인구에서 더 높은 감염률과 연관이 있으며, 암의 과도한 발병과도 관련이 있습니다. 이는 비만이 면역 세포 수 또는 기능의 변화로 인하여 질병과 연관될 수 있는 것이죠.

비만한 상태가 지금 당장은 정상 백혈구 수치에 영향을 주지만, 장기적으로 노후에는 이러한 만성질환에 노출될 확률을 높이게 되니 건강수명을 위해 우리는 '염증물질' 자체에 주목하고 관리할 의무가 있습니다.

일부 연구에서 체중이 감소하면 백혈구 수가 감소하고, 염증성 사이토카인이 감소되었다고 밝혀졌습니다.

NWO군이 다른 군보다 평균 중성지질 농도와 공복 혈당이 높고, 마른비만군에서 혈중 총 콜레스테롤 농도가 정상군보다 높았다는 연구결과가 확인됩니다. 비만은 고혈압, 당뇨병, 심혈관 질환 등 많은 성인병과 관련이 있는 것으로 밝혀졌으나, 마른비만 역시 외형상 정상체중으로 보여 건강상문제가 없어 보이나 정상체중보다 더 많은 죽상경화증을 가질 수 있고, 대사증후군에 걸릴 확률이 높아지며 장기간에 걸쳐 심혈관계 사망률이나 이환율을 높일 수 있습니다.

마른비만을 진단하는 주요 방법은 BMI 외에도 체지방률과 체지방 분포를 측정하는 것입니다. 일반적으로 체지방률이 25% 이상인 경우 마른비만으로 분류할 수 있습니다. 이때 중요한 점은 내장지방의 축적 정도와 근육량의 부족입니다.

마른비만의 예방과 치료는 체지방률을 줄이고 근육량을 늘리는 것이 핵심입니다. 이를 위해서는 균형 잡힌 식단과 함께 근력 운동 및 유산소 운동이 필요합니다. 또한, 체지방률을 주기적으로 모니터링하고, 내장지방 축적을 방지하는 노력이 중요합니다.

마른비만은 일반적으로 체중이 적당히 보일 수 있지만, 내장지방이 축적되어 있고 대사 질환의 위험이 증가할 수 있는 상태입니다. BMI

만으로는 마른비만을 정확히 파악할 수 없기 때문에, 체지방률과 체지방 분포를 함께 고려해야 합니다. 마른비만은 심혈관 질환, 당뇨병 등 건강에 미치는 영향이 크기 때문에 이를 예방하고 관리하는 것이 중요합니다.

날씬하고 예쁜 대학생인데, 카페인 음료나 커피로 식사를 대신하고 있지 않나요? 빵 중심의 디저트를 선호하면 자연스레 채소와 해조류 식단은 멀어지게 된답니다.

중요한 건 체중계의 눈금이 아니라는 사실!

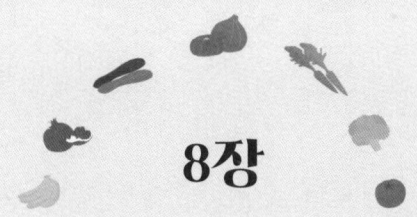

8장

융합형 식단을 통한 영양관리

"W·W·H 식단 전략"

01

식단관리 : 단순 식단을 넘어 삶을 바꾸는 식탁의 철학

'무엇을 먹을 것인가' 식단에 대한 단순한 문제가 아닙니다. '무엇을', '언제', '어떻게' 먹는 지에 대한 융합적인 사고로 평생의 식생활을 똑똑하게 실행해야 건강한 노화, 질병의 예방, 뇌의 건강, 건강수명 연장이라는 목표와 직결된 생활과학적인 주제가 되었습니다.

다이어트 실천 수기에 해당하는 여러 가지 식단 비법(?)과 연구로도 입증된 식단은 다양하게 많습니다만, 과학적이고 근거중심으로 고려한 4가지 식단을 통해 생각해보고자 합니다. 아울러 저는 이 식단을 전체적으로 융합한 형태의 일명 '융합식단'을 강조 드립니다.

먼저 지중해식단(Mediterranean Diet)입니다. 뜨거운 태양의 열기를 그대로 받아들이는 적도와 가까운 지중해 지역은 햇빛이 충만하여 과일과 올리브 나무로 유명합니다. 건강한 심장과 장수의 전통 식문화를 간직하고 있지요. 지중해식단은 유럽의 지중해 연안 국가들의 전통 식문화에 기반을 두기에 동양, 그리고 한국의 식문화와 겹치는 메뉴도 있지만 이색적인 레시피도 다양합니다. 하지만 지중해식단은 특히 올리브 섭취 강조 및 올리브의 오메가3 등 불포화지방산으로 인해 심혈관 질환 예방에 탁월한 효과를 보입니다. 풍부한 식이섬유, 불포화지방산, 항산화 식품을 기본 골자로 하며 장 건강과 당뇨 및 암 예방의 효과기전이 많이 확인되어 긍정적인 연구결과도 이미 오래전부터 밝혀졌습니다. 주요 강조되는 식품군은 각종 채소와 과일을 최대한 풍부하게 섭취하고, 비정제 통곡물의 곡류군, 콩류, 그리고 견과류와 올리브유가 중요합니다. 바다를 접하는 지중해식단은 생선과 해산물이 붉은 육류의 섭취량보다 월등히 많습니다. 가공식품과 붉은 육류, 정제된 탄수화물(단당류 포함)은 절제해야하는 우선순위이며 되도록 멀리하도록 권장됩니다. 지중해 식단은 많은 연구에서 고령에 나타나는 인지기능 저하를 늦추고 치매 및 경도인지장애를 예방할 뿐 아니라 심혈관 질환 및 염증개선의 효과성이 인정되었습니다.

두 번째는 DASH식단(Dietary Approaches to Stop Hypertension)입니다. 이는 고혈압을 낮추기 위한 과학적 식이요법으로 미국 국립보건원에서 개발된 특수 식단이었지만, 궁극적으로 건강에 긍정적인 효과가 많이 확인되는 바입니다. 주요 강조되는 식품군은 풍부한 채소와 과일, 저지방 유제품, 비정제 통곡물의 곡류, 그리고 생선 및 해산물, 견과류입니다. 어때요? 지중해식단에서 언급되는 권장식품군과 매우 유사하지요? 식품이 구성하는 기본 영양소를 바탕으로 고려되기에 건강식단은 중복될 수 밖에 없습니다. DASH식단에서 절제되어야 할 요소는 나트륨, 포화지방, 단순당에 대한 부분입니다. 고혈압 예방 및 관리를 위한 식단이므로 나트륨에 대한 주의는 필수요건이며, 심혈관계 질환이 결국은 지방으로 인한 염증과 연결되기에 포화지방 및 트렌스지방, 콜레스테롤 섭취에 유의해야 합니다. 단순당은 인슐린의 과다 분비를 야기하며 당의 과잉은 지방으로 합성되어 생체에 저장됩니다. 쉽게 말해 췌장이 인슐린생성에 너무 피로하게 되면, 인슐린저항성을 야기하고 당뇨로 이어질 수 있기에 단순당은 최대한 줄이는 것이 바람직합니다. 그리고 DASH식단은 나트륨 제한과 더불어 칼륨, 칼슘, 마그네슘 섭취 증가를 통해 체내 나트륨 배설을 촉진하는 기전을 강조합니다. 또한 DASH식단도 고혈압뿐만 아니라 각종 만성질환의 예방 및 관리에 그 유효성이 평가되었지요. 따라서 혈압의 안정화에 중점을 두고 칼륨이 풍부하면서도 포화지방은 낮은 저지방 유제품과 생채소 섭취가 강조되는 점이 특징이지요.

세 번째 확립된 식단은 MIND식단(Mediterranean-DASH Intervention for Neurodegenerative Delay)입니다. 말 그대로 신경퇴행성 질환 지연을 위한 지중해 식단과 DASH식단의 결합을 뜻합니다. 이는 미국의 러시(Rush)대학에서 만든 식사법으로 뇌건강을 지키고 알츠하이머병 및 치매 발생 위험을 낮추는 데 중점을 둔 식단입니다. 어떻게 생각하면 지중해식단과 DASH식단의 장점만 모아둔 거 같은 구성입니다. 특히 강조하는 식품군은 녹색 잎채소 등 채소군, 베리류(특히 블루베리), 견과류, 올리브유, 생선, 비정제 통곡물입니다. 또한 제한되는 식품군은 5가지로 요약되는 데 붉은 육류, 버터 및 마가린, 치즈, 제과류 및 튀김, 패스트푸드입니다. 장점을 살려서 더욱 발전시킨 개념으로 이해하실 수 있지만, MIND식단은 항산화식품과 뇌에 좋은 지방(오메가3, 불포화지방)을 중심으로 설계되어 중년 이후의 인지기능 보호에 더욱 효과적으로 밝혀집니다. 대한영양사협회의 연구에서도 MIND식단을 한 사람의 경우와 그렇지 않은 사람의 경우 7.5년의 두뇌가 더 건강한 상태로 차이가 발생한다고 하니, 놀라운 효과입니다. MIND식단을 활용한 영양중재는 치매위험인자를 가진 노인에게 건강한 식습관 및 인지기능 점수개선에 긍정의 효과가 확인되었습니다. 뇌를 위한 식사법으로 과학적 증거 위에서 우리 식탁에서부터 치매예방이 시작되는 것입니다.

이렇게 3가지의 식단은 연구에서 다양하게 활용되고 긍정적인 결과가 밝혀져 과학적이고 논리적인 증거가 되고 있습니다.

대표적인 건강 식단의 특징

	지중해식단	DASH식단	MIND식단
목표	심혈관 건강	고혈압 예방	치매 예방
과일	다양한 과일	다양한 과일	베리류 강조
채소	모든 채소	모든 채소	녹색 잎채소 강조
지방	올리브유, 견과류	저지방 강조	올리브유
음주	적당량 와인 허용	제한·금지	적당량 와인 허용

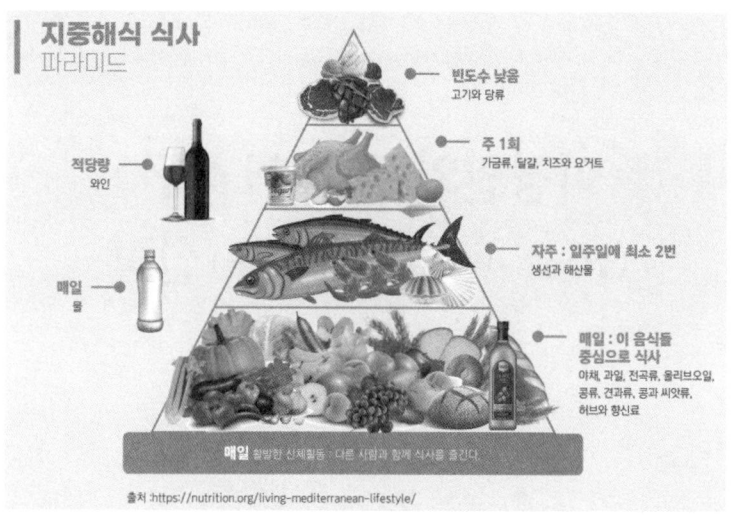

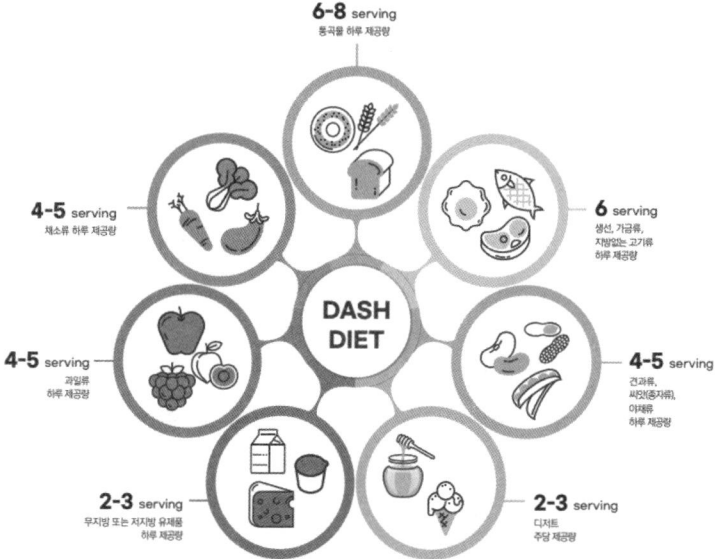

[신중년맞춤형 식사관리안내서, 식품의약품안전처]

02

이경민의 W·W·H 식단
(Whole-Wise-Health Diet) 전략

식이조절은 약물보다 안전하고 비용이 효율적인 노화지연 전략이지요. 최근에는 비만약 등이 선풍적인 인기이지만, 지속가능한 관리는 현명한 식습관을 통해 생체리듬과 대사를 개선하는 것이 궁극적입니다. 식단은 장내 미생물, 대사 기전, 면역계를 컨트롤하며 성장과 노화를 조절하게 됩니다.

여기서 중요한 점은 '무엇을' 먹는지에만 초점을 뒀지만, '언제', '어떻게' 먹는지는 강조되지 않았으며, 식단은 지극히 개인 맞춤형 영양전략이 필요한 부분으로 생애주기별 관리도 중요합니다. 따라서 미래지향적인 융합식단으로 'WWH(Whole-Wise-Health Diet)'을 소개합니다.

융합식단인 'WWH식단(Whole-Wise-Health Diet)'은 언제(When), 무엇을(What), 어떻게(How) 먹는지를 융합한 식단입니다. 생애주기 전체를 포괄(Whole)하면서 영양지식과 식사 선택의 지혜(Wise)를 주며, 건강한 삶을 위한 전략(Health)이라고 정의하겠습니다.

지금까지의 우리가 대부분 실행한 다이어트 방법은 열량(kcal) 제한,

식이(식품) 제한, 시간 제한의 3가지 중점에만 매달려왔습니다. 식품의 영양소가 가지는 기본 열량을 계산하고 그 공식에 매여 섭취한 열량보다 소비한 열량이 더 많으면 살이 빠진다는 논리에 숫자에만 집착하는 다이어트가 초기의 고려였습니다.

나아가 식이(식품)제한은 앞서 언급된 지중해식단, DASH 식단, MIND식단처럼 어떤 식품을 더 적극적으로 섭취하고, 어떤 식품은 되도록 피하고 제한해야하는 지를 설명하고 강조하고 있지요.

열량 자체보다는 인체 내에서의 대사 기전을 이해한 방식으로 지방이라고 다 나쁜 것이 아닌 불포화지방의 효과를 강조하는 것처럼 발전되었습니다.

그리고 최근의 유행처럼 간헐적 단식으로 시간제한 다이어트(TRE, Time-restricted eating)는 케톤체 증가 및 장내미생물 변화로 인한 대사 개선에 기여하는 생화학적 기전을 바탕으로 고려되었습니다.

융합 식단은 이 모든 상황을 융합하는 'WWH식단(Whole-Wise-Health Diet)' 은 생애주기에 따라 성장기부터 노년기까지, 내 몸의 시간에 맞춘 진짜 식사법의 더욱 특화된 상황으로 전개하고자 합니다.

W·W·H 식단 (Whole-Wise-Health Diet) 전략

			성장기 (어린이·청소년)	성인기 (만19세-64세)	노년기 (만65세 이상)
언제			아침식사(필수) 오전간식 점심식사 오후간식 저녁식사	오전식사 점심식사 저녁식사	아침식사 오전간식 점심식사 오후간식 저녁식사
무엇을	권장	녹색 채소	○	○	○
		과일	○	○	○
		견과류	○	○	△
		콩류	○	○	○
		통곡물	○	○	△
		생선, 해산물	○	○	○
		가금류	○	○	○
		불포화지방 (올리브유 등)	○	○	○
		버섯류	△	○	○
		해조류	△	○	○
		유제품	○	△	△
	지양	붉은 육류	○	△	○
		포화지방(버터 등)	X	X	X
		단순당 (주스·스낵)	△	X	X
		튀김류	△	X	X
		알코올	X	△	X
어떻게			과체중 이상 : 채소군→단백질군 →탄수화물군으로 섭취 순서 강조	채소군→단백질군 →탄수화물군으로 섭취 순서 강조	과체중 이상 및 대 사성 질환자 : 채소군→단백질군 →탄수화물군으로 섭취 순서 강조

03

성장기의 어린이와 청소년을 위한 W·W·H 식단
(Whole-Wise-Health Diet)

　WWH 식단을 생애주기별 크게 성장기(어린이·청소년), 성인기(만19세~64세), 노년기(만65세)로 구분합니다. 나이를 기준으로 임의 구분이며, 나이는 숫자에 불과하며 생애주기별 본인의 체력과 상황이 부합한다고 고려되면 그 기준을 설정하시면 됩니다.

　가령 만68세이더라도 법적으로 노인에 속하지만 근력 등 기초체력은 중년 못지 않으신 분들도 많습니다. 그 경우라면 성인기에 해당되는 식단 전략은 본인의 체질에 맞춰서 영양관리하시는 것도 권장됩니다.

　대범주에서 성장기, 성인기, 노년기로 구분하였으며 다시 언제(When), 무엇을(What), 어떻게(How) 먹어야 하는 지 분류하여 공통점 및 차이점이 발생합니다.

　먼저 성장기에는 하루 4~5회의 식사 및 간식이 권장되며, 특히 아침식사는 필수적입니다. 성장기의 어린이 및 청소년은 학교라는 공동체 생활을 하게 되고 오전은 학업에 열중하는 시간으로 채워집니다. 뇌는 포도당을 주요 에너지원으로 활용하므로 아침식사를 필수로 권장합니다. 든든하게 아침을 잘 먹고 부지런히 준비하는 학생이 학업 능률이 높다는 연구결과는 다양하게 뒷받침되고 있습니다.

그리고 성장기에는 혈당 변동이 크고 활동량이 많기 때문에 짧은 간격으로 영양을 보충해야 합니다.

특히 간식과 식사가 균형 있게 자리 잡아 배고픈 상태에서 단순당 간식만을 찾지 않도록 주의해야 합니다.

전체적인 권장식품과 지양하는 식품의 구성은 MIND식단 등 건강식단에서 강조되는 바와 크게 다르지 않지만, 성장기에는 근육과 뼈 형성에 초점을 두고 우유 등 유제품과 육류 섭취를 충분히 허용합니다. 단, 육류는 지방함량이 낮은 부위(닭가슴살, 목살, 등심 등)를 선택하여 동물성단백질과 함께 하는 포화지방에 주의해야 겠습니다. 그리고 성장기는 미각과 식습관이 함께 발달하는 '감각 민감기'가 존재합니다.

식사에 대한 기억, 음식에 대한 감정이 함께 자라는 시기이지요. 버섯과 해조류 등은 미끈한 질감과 특유의 바다향, 버섯의 흙향으로 감각 자극으로 받아들일 수 있습니다.

성장기 영양교육은 단순한 '영양공급'이 아니라 평생 지속가능한 식습관 형성이므로 식사에 대한 전반적인 즐거운 기억과 추억이 자리 잡을 수 있어야 합니다. 버섯류와 해조류는 어린이 및 청소년의 기호를 고려하여 강요되지 않도록 합니다.

미각의 민감성에 따라 편식이 나타날 수 있으며 가족이 함께 하는 식사를 통해 편식이 자연스럽게 해소될 수 있도록 시간이 허용되는 시기라는 점도 기억해주세요.

04

건강한 성인을 위한 W·W·H 식단
(Whole-Wise-Health Diet)

성인기는 체중조절과 장기 건강관리에 전념해야하는 생애주기 중 가장 긴 시기입니다.

이 시기는 아침식사의 필수 강조보다는 필요에 따라 간헐적 단식(TRE)같은 전략도 가능하지만, 본인의 생활 패턴을 반영하여 일관성 있는 식사시간이 매우 중요합니다.

바이오리듬을 일정하게 맞춰 생체시계를 균형 있게 유지하는 것이죠. 성인기의 무엇을 먹을 지에 대한 권장식품은 우리가 늘 알고 있는 상식 그대로입니다.

다만 차이점은 붉은 육류와 알코올을 절제하도록 주의하며, 잘못된 식습관으로 인한 생활습관성 질환에 유의합니다. 성인기 의 관리에 따라 노화의 시계가 달라지면 노년기 삶의 질과 직접적으로 연결되게 됩니다.

05

노인 삶의 질을 위한 W·W·H 식단
(Whole-Wise-Health Diet)

노년기는 구분은 만65세 이상이지만, 노화의 정도는 개별 차이가 크게 발생합니다.

전체적으로 노년기는 젊은 나이보다 소화력이 저하되고 식욕이 감소할 수 있으므로 소량씩 자주 섭취하는 패턴이 권장됩니다.

다시 어린이 및 청소년 시기로 돌아오는 셈인 거죠. 포만감을 가득 채우는 식사보다 오전 및 오후 간식이 중요하게 자리 잡을 수도 있습니다. 치아 및 저작 문제가 발생할 가능성이 높으므로 견과류와 통곡물도 식감이 거칠고 딱딱하다면 식품 자체로 섭취보다는 갈아서 조리하거나 스무디 형태로 드시는 것을 권장합니다.

유제품도 본인의 소화력을 고려하여 개인 맞춤으로 관리되어야 합니다. 노년기 WWH식단관리의 전략적 특징은 "쌀밥과 고기반찬"입니다. 노인이 되면 소화력이 급격하게 떨어지고 에너지 섭취량 자체가 줄어들 수 있는 시기입니다. 식욕감소, 치아문제, 소화기능의 저하로 전체적인 에너지 섭취량이 감소합니다. 그 결과 기초대사량보다 더 적은 칼로리를 섭취하게 되시는 경우도 많습니다. 그동안 성인기에는 혈당스파이크 등 영양관리를 논하며 현미 등 통곡물이 더욱 강조되었지만, 노년기에는 쌀밥이 소화가 쉬우면서도 빠르게 에너지를 공급할 수 있어 노인의 기력 유지도 도움이 될 수 있습니다. 또한 노인에게 단백질만 강조되면 정작 탄수화물 섭취 부족으로 단백질이 에너지원으로 소모될 가능성이 높습니다. 근감소가 발생하는 것이죠. 따라서 탄수화물을 적절히 공급하며 단백질이 '근육 합성'의 본래의 기능에 집중할 수 있도록 대사적 관리가 중요합니다. 한국 노인에게 쌀밥은 전통식사에서 심리적 안정감과 식사 순응도가 향상되는 효과도 있습니다. '한국인은 밥심'이라고 하지요.

아무리 이색적인 요리를 맛보아도, 결국은 따뜻한 밥 한 공기에 크게 위안을 얻으시는 노인분들을 만나게 됩니다. 식욕이 감소하는 노년기에는 익숙한 식사가 '먹고 싶은 마음'을 유지하게 하는 겁니다.

그리고 붉은 육류는 지중해식단과 DASH식단에서 제한 식품군으로 강조되었습니다. 여기서 오해와 진실은 육류에 포함된 포화지방이라는 점이며, 육류의 부위를 현명하게 고르는 선택이 중요한 점입니다. 근육유지와 면역력의 핵심인 육류는 노년기에는 오히려 강조됩니다. 생선 및 해산물, 콩류로 단백질 보충이 가능하지만, 동물성 단백질은 식물성단백질보다 소화율과 생체이용률이 높습니다. 그리고 노년기에는 위산 저하로 흡수율이 감소되는 비타민B12, 빈혈예방을 위한 철분, 면역기능 유지를 위한 아연 등 영양소가 성인기보다 더욱 강조되는데 육류 섭취로 인해 결핍 위험 영양소가 보완될 수 있습니다. 또한 노년기에는 연간 1~2%의 근육량이 자연적으로 감소하며, 이로 인해 낙상, 골절, 당뇨, 우울증 등 여러 악순환의 고리로 이어집니다. 아직 승인된 치료제가 없는 근감소증(Sarcopenia) 예방을 위해 육류는 아미노산 구성이 완전하고 근육단백질 합성을 촉진하는 류신(leucine)이 풍부하게 함유되어 있습니다. 류신은 근육 합성을 시작하게 만드는 '신호 아미노산'인 셈입니다. 류신이 풍부한 식품은 달걀, 소고기, 닭가슴살 등 단백질군에 풍부합니다. 유럽영양학회에서는 노인의 단백질 필요량을 체중의 1.0~1.2g으로 일반 성인의 1.5배에 해당합니다. 하지만 한국의 노인대상 영양조사에서 노인의 평균 단백질 섭취량은 권장량의 80% 미만 수준으로 단백질 섭취량이 우려되는 실정입니다. 특히 노년기에는 단백질을 얼마나 먹느냐도 중요하고, 무엇을 통해 먹느냐도 더 중요해지네요. 노년기 식단관리를 근육과 면역을 붙잡기 위한 노력이 더욱 요구된다는 점을 꼭 기억해주세요.

06

내 몸과 마음의 리듬을 설계합니다!

WWH 식단의 전략은 성장기에는 자주 먹되 균형 있게 섭취하고, 성인기는 규칙적이고 과식을 피하도록 합니다. 그리고 노년기에는 적게 자주, 소화가 잘되는 음식 위주로 섭취하도록 합니다.

무엇(What)을 먹을지에 대한 식품 선택의 원칙에서 공통적으로 강조되는 식품군은 식이섬유와 비타민 등 항산화물질이 풍부한 채소와 과일 및 비정제 통곡물입니다. 그리고 고단백 및 저지방의 생선·해산물과 가금류도 권장되고, 심혈관 건강에 유의하며 불포화지방에 대한 섭취가 중요시됩니다.

반면에 제한이 필요한 식품군은 고지방 및 염증 우려가 높은 붉은 육류, 포화지방, 튀김류, 단순당입니다.

당분 과잉 섭취는 비만 및 대사질환 위험을 증가시키고 포화지방도 노화촉진의 원인이므로 적당량 섭취하거나 본인의 소화 및 체질을 고려해야 합니다.

요약하자면 WWH식단은 항산화와 항염 중심 식품을 MIND식단과 같은 패턴으로 고려하되, 가공도와 당 및 지방 함량이 높은 식품은 생애 전반에서 제한됩니다.

다음은 어떻게(How) 먹을지에 대한 섭취 순서와 조화에 대해서도 WWH식단은 전략을 구성합니다. "먹는 순서만 바꿔도 건강이 달라진다!"고 하지요.

이는 혈당스파이크와도 깊게 연관되는 개념입니다. 과체중 및 비만하거나 질환자인 경우, 채소→단백질→탄수화물 섭취로 순서를 유지한다면 혈당 급등을 방지하고 포만감 조절로 과식을 예방하는 효과가 있습니다.

하지만 한창 성장기인 정상체중의 어린이 및 청소년과 식욕이 감소되어 허약이 우려되는 노년기에는 크게 식사 순서를 고민하지 않으셔도 됩니다.

쉽게 말해서, 든든하게 잘 드시면 되는 것이죠. 하지만 체중을 관리해야하는 경우, 생애주기에 공통적으로 탄수화물을 마지막에 드시는 노력을 한다면 혈당 급등을 방지하는 효과가 있음을 밝힙니다.

우리가 먹는 식단의 방식은 단순한 식사습관이 아니라 내 몸과 마음의 리듬을 설계하는 일입니다. 성장기에는 키가 자라기 위해, 성인기에는 질병을 예방하기 위해, 노년기에는 삶의 질을 지키기 위해, 우리는 언제(When), 무엇을(What), 어떻게(How), 생애주기별(Whole), 지혜롭게(Wise) 먹고 건강을 지켜내야(Health) 합니다.

이 전략이 바로 WWH식단입니다!

07

자연에 적응하는 자연스러운 간헐적 단식

간헐적 단식이라는 식사는 인류에게 가장 오래된 식사방법입니다. 구석기시대를 상상해볼까요?

사냥을 해서 성공할 확률이 얼마나 되었을까요?

그리고 해가 지고 깜깜한 어둠이 내려오면 얼마나 활동할 수 있었을까요?

육식을 하는 날은 손에 꼽을 정도이고, 해가지면 잠을 자야했을 것이고, 비교적 긴 시간 동안은 식사를 제때 못하고 사냥감을 기다리고 찾고, 길을 걷고 뛰고 헤매는 순간도 많았을 것입니다.

간헐적 단식은 다양한 패턴이 있지만, 가장 실천하기 쉬운 16:8은 오전 10시부터 저녁6시까지 깨어있는 8시간동안은 식사를 하고, 해가 지고 하루일과가 마무리되는 저녁과 수면시간을 포함한 16시간동안의 단식 상태를 유지하는 것을 의미합니다.

이는 호르몬과 밀접하게 연관되어 있고 호르몬의 작용, 특히 인슐린 호르몬의 민감성을 깨우는 마법의 시간으로 묘사될 수 있습니다.

어쩌면 가장 자연스러운 생체리듬에 따라 순리대로 적응하라는 인류 진화의 유산이 아닐까요.

하지만 간헐적 단식의 시간을 준수해야 한다는 압박감에 아침을 거르게 되면 다음 끼니인 점심에는 과식 및 폭식으로 이어질 가능성이 높습니다. 간헐적 단식을 이유로 근감소가 진행되는 사례도 많습니다. 이는 1~2끼로는 단백질 식품에 대한 보충이 어렵고 감소될 우려가 높기 때문이지요. 삼시 세끼 규칙적으로 골고루 평범한 루틴을 지키며 식사하는 생활습관이 극단적인 단식의 시계보다 더 중요합니다.

8시 아침식사, 12시 점심식사, 4시 오후간식, 6시 저녁식사 정도로 식사 및 간식 패턴을 규칙적으로 유지하는 것도 간헐적 단식에 해당되며, 여기서 중요한 점은 잠들기 전 완전한 위배출의 공복상태를 유지한다는 부분이지요. 소화기관도 같이 휴식할 수 있도록 자연의 섭리를 따르는 지혜가 필요합니다. 억지로 참고 견뎌야 하는 단식의 시간은 바람직하지 않다는 점을 재차 강조합니다.

〈골드키즈? 위기의 우리 아이들!〉

아이들의 엄마이면서 영양을 연구하는 입장에서도 영양관리 지표를 확인하는 경우 우리 아이들의 DB결과는 충격적인 현실입니다.

근거 있는 자료 중심으로 한번 살펴볼까요.

청소년 건강행태 온라인 조사 자료 결과, 지난 5년간 청소년 비만율은 꾸준히 증가하여 2020년 12.1%에 이르렀습니다.

또한 2019 전국 초·중·고등학생 건강검사 결과분석에 의하면, 전체 분석대상자의 25.8%가 과체중 이상(과체중 10.7%, 비만 15.1%)이고, 학교 급별 과체중 이상 비율은 남학생의 경우 초등학생 28.1%(과체중 11.5%, 비만 16.6%), 중학생 28.4%(과체중 11.3%, 비만 17.2%), 고등학생 29.6%(과체중 9.9%, 비만 19.7%)이었고, 여학생의 경우 초등학생 21.3%(과체중 10.7%, 비만 10.6%), 중학생 22.6%(과체중 10.1%, 비만 12.5%), 고등학생 26.0%(과체중 10.0%, 비만 16.1%)으로 나타났습니다.

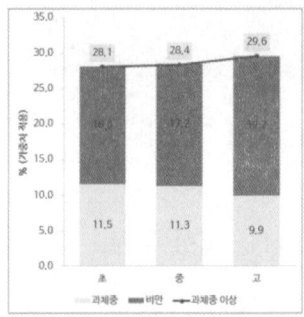 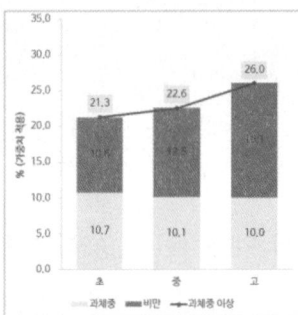

[그림10] 학교 급별 과체중 이상 비율 현황(좌: 남학생, 우: 여학생) (교육부, 2019)

학령기 아동과 청소년기의 영양관리가 중요하나 이들의 식생활 문제는 아침 결식, 편식, 빈번한 간식과 외식, 패스트푸드와 탄산음료의 섭취, 기호식품 위주의 식품 선택 등으로 다양하며 이로 인해 영양 불균형과 비만 등 건강 문제가 증가하고 있는 현실이지요.

특히 청소년들은 올바른 식습관을 갖고 영양권장량을 충족하여 질 좋은 음식을 섭취하는 것이 중요하나 과체중과 비만의 증가와 함께 영양소에 따라 영양과잉과 부족이 공존하는 양상을 보이며, 특히 여학생들은 외모에 관심이 급증하여 심한 다이어트로 인한 영양불량을 초래하는 양극화의 상황으로 향하고 있습니다.

또한 청소년의 식생활은 개인의 습관 및 선호도에 따른 영향 외에도 가정의 경제적 여건이나, 부모의 지도·관리, 또래 집단의 식생활 양상, 학교 내 규칙 등도 식습관 형성에 중요한 역할이기에 보호자의 관심이 꼭 필요한 실정입니다.

2024년 질병관리청 조사에서 청소년 2명 중 1명이 주 3회 이상 단맛

음료 섭취하며, 섭취율은 남·여학생, 중·고등학생 모두 증가하는 추세이고, 2019년 청소년 8명 중 1명이 주 3회 이상 에너지(또는 고카페인) 음료 섭취하는 것으로 나타났으며, 에너지(또는 고카페인)음료 섭취율은 남·여학생, 중·고등학생 모두 증가하는 상황입니다.

2022년 기준 하루 5컵 이상 물 섭취율은 40% 미만 수준이며, 물 섭취율은 남학생, 고등학생에서 증가하는 경향으로 확인되었어요.

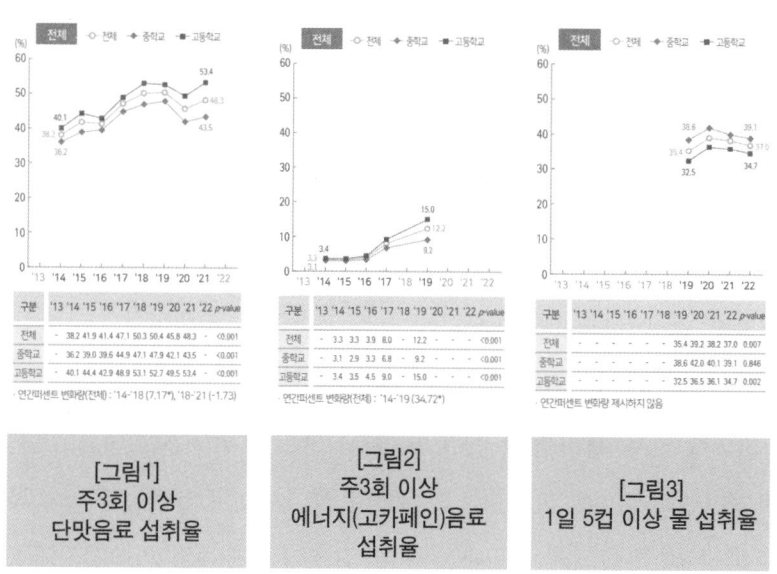

[그림1] 주3회 이상 단맛음료 섭취율

[그림2] 주3회 이상 에너지(고카페인)음료 섭취율

[그림3] 1일 5컵 이상 물 섭취율

과일 및 채소 적정 섭취자(1일 500g이상) 분율은 아동·청소년과 청년층에서 낮으며, 섭취량이 상대적으로 낮은 여자 청소년과 청년층은 최근 3년간 과일과 채소 섭취량 감소한 실정이네요.

영양표시 인지 및 이용, 영향률에 대해서는 아동·청소년과 성인은 70% 이상이 영양표시 알고 있으나 영양표시를 이용하는 분율은 50% 미만이며, 건강식생활 실천율은 아동·청소년과 청년층에서 생애주기 중 가장 낮은 경향을 보입니다.

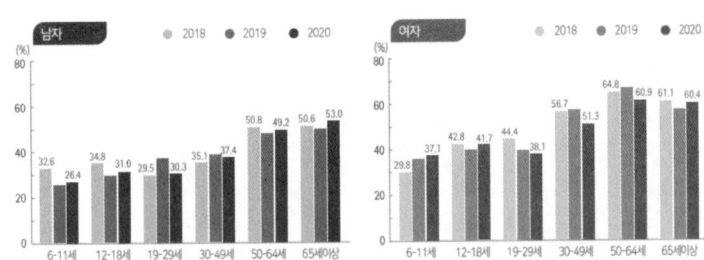

[그림4] 생애주기별 건강식생활실천율(질병관리청, 2021)

우유는 청소년 5명 중 1명만 하루 1회 이상 우유 섭취하며 우유 섭취율은 남·여학생, 중·고등학생 모두 감소하는 추세이고, 2010년대 중반 이후 더욱 큰 폭으로 감소하였습니다.

반면에 피자·햄버거·치킨 등의 패스트푸드 섭취는 2022년 청소년 4명 중 1명이 주 3회 이상으로 확인되며, 패스트푸드 섭취율은 남·여학생, 중·고등학생 모두 증가하는 추세, 최근 증가세 둔화된 실정이네요.

2021년 청소년 3명 중 1명이 주 3회 이상 탄산음료 섭취하였는데 탄산음료 섭취율은 남·여학생, 중·고등학생 모두 증가하는 추세, 2010년대 후반부터 증가세 둔화되고 있지만, 감소추세로 전환이 시급한 상황입니다.

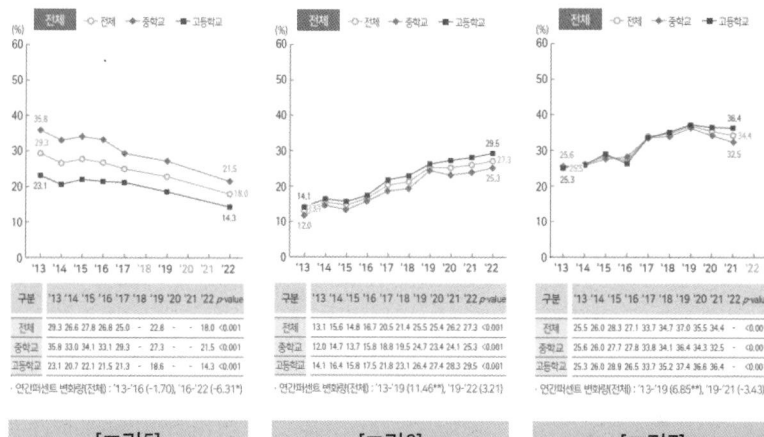

구분	'13	'14	'15	'16	'17	'18	'19	'20	'21	'22	p-value
전체	29.3	26.6	27.8	26.8	25.0	-	22.8	-	-	18.0	<0.001
중학교	35.8	33.0	34.1	33.1	29.3	-	27.3	-	-	21.5	<0.001
고등학교	23.1	20.7	22.1	21.5	21.3	-	18.6	-	-	14.3	<0.001

· 연간퍼센트 변화량(전체) : '13-'16 (-1.70), '16-'22 (-6.31*)

[그림5]
1일 1회 이상
우유 섭취율

구분	'13	'14	'15	'16	'17	'18	'19	'20	'21	'22	p-value
전체	13.1	15.6	14.8	16.7	20.5	21.4	25.5	25.4	26.2	27.3	<0.001
중학교	12.0	14.7	13.7	15.8	18.8	19.5	24.7	23.4	24.1	25.3	<0.001
고등학교	14.1	16.4	15.8	17.5	21.8	23.1	26.4	27.4	28.3	29.5	<0.001

· 연간퍼센트 변화량(전체) : '13-'19 (11.46**), '19-'22 (3.21)

[그림6]
주3회 이상
패스트푸드 섭취율

구분	'13	'14	'15	'16	'17	'18	'19	'20	'21	'22	p-value
전체	25.5	26.0	28.3	27.1	33.7	34.7	37.0	35.5	34.4	-	<0.001
중학교	25.6	26.0	27.7	27.8	33.8	34.1	36.4	34.3	32.5	-	<0.001
고등학교	25.3	26.0	28.9	26.5	33.7	35.2	37.4	36.6	36.4	-	<0.001

· 연간퍼센트 변화량(전체) : '13-'19 (6.85**), '19-'21 (-3.43)

[그림7]
주3회 이상
탄산음료 섭취율

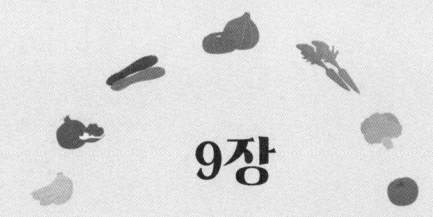

9장

호르몬과 영양관리

01

식탐에서 자유로워지는 마음 : 나를 더 사랑해주세요.

제 아무리 야무진 식단관리를 꼼꼼하게 한다고 해도 결국은 감정을 다스려야 한다는 점이 강조됩니다. 식탐은 배고픔이 아니라, 마음의 허기에서 시작됩니다. 식탐은 단순히 '배가 고파서' 생기는 것이 아닙니다. 사실은 '삶이 허기질 때' 더 자주, 더 강하게 찾아옵니다.

우리는 왜 음식을 찾게 될까요? 진짜로 배가 고파서일 수도 있고, 그냥 맛있어서일 수도 있겠죠. 하지만 때로는 기분이 좋아지고 싶어서, 또는 힘들고 외로운 감정을 달래기 위해서 먹고 싶을 때가 있습니다. 이 단순해 보이는 질문은, 사실 생각보다 훨씬 복잡한 감정과 마음의 구조와 맞닿아 있습니다.

허기에도 두 얼굴이 있습니다.

첫 번째 허기는, 몸이 에너지를 필요로 할 때 느끼는 '항상성 허기'입니다. 생존을 위한 본능적인 신호죠.

두 번째는, 배가 고프지 않아도 먹고 싶은 '쾌락성 허기'입니다. 이 허기는 단순히 '입이 심심해서' 생기는 것이 아니라, 스트레스, 불안,

외로움, 분노 같은 감정이 '허기'라는 얼굴을 하고 다가오는 것입니다.

그래서 우리는 종종 감정을 달래기 위해 음식을 찾습니다. 먼저 지금 이 허기는 몸의 신호일까, 마음의 신호일까? 음식을 찾는 순간, 자신에게 조용히 물어보세요. "나는 지금 정말 배가 고픈 걸까, 아니면 마음이 허전한 걸까?" 이 짧은 질문이 식습관을 바꾸는 첫걸음이 될 수 있습니다.

변화는 분석이 아니라, 관찰에서 시작됩니다. 내가 언제, 어떤 상황에서 허기를 느끼는지 알아차리는 연습. 그 과정에서 가장 중요한 태도는 자기비판이 아니라 자기이해입니다. "지금 나는 이렇구나."라고 인정해 주세요.

다음 단계로 허기를 그냥 그대로 받아들입니다. 감정적인 허기를 무조건 참으려 할수록, 감정은 오히려 더 강해지고, 음식을 먹고 난 뒤엔 죄책감이 덧붙여집니다. 치킨과 맥주! 괜찮습니다. 드셔도 됩니다. 하지만 꼭 기억해야 할 건, 먹은 자신을 미워하지 말아야 한다는 것입니다. 즐겁게 먹으면 맛있으면 0칼로리인 거죠!

음식 앞에서 우리가 가장 필요로 하는 태도는 '식단 조절력'이 아니라, 자기 자신에게 친절해지는 마음입니다. 완벽하지 않아도 괜찮습니다. 저도 과자와 맥주 없이 살기엔 인생이 조금은 허전했을 것 같아요. 뭐 어떤가요?

자. 이 단계에서 멈춰있으면 해결책이 없겠죠? 이제 해결책을 찾기 위한 단계로 진입합니다. 내 식탐의 패턴을 탐색하는 거죠. 언제, 어

떻게, 왜 식탐이 올라오는지를 돌아보세요. 평일엔 잘 참다가 금요일 밤이면 폭식을 한다면?, 힘든 하루가 끝나면 꼭 야식과 맥주를 찾는다면? 그때 스스로에게 질문해 보는 겁니다.

"나는 어떤 상황에서 무너질까?"

"무슨 감정이, 어떤 행동으로 이어졌을까?"

"그 결과 나는 어떤 보상을 느꼈을까?"

이렇게 나의 감정과 행동 사이에 숨어 있는 연결고리를 찾아보는 것이, 진짜 변화를 만드는 핵심입니다. 생각하는 대로 살지 않으면, 사는 대로 생각하게 되죠. 반드시 나를 돌아보고 이유를 분석하고 생각해보는 시간을 통해 고찰을 해야 합니다.

최종 마지막 단계에 이르면 제3자의 시선으로 나를 바라보실 수 있습니다. 마치 내 인생 영화를 보는 감독처럼 한 발짝 떨어져서 바라보는 연습을 해보세요.

"이 떡볶이는 감정을 달래기 위한 도구구나."

이렇게 마음속에 기록하고 인식하는 힘이 쌓이면, 충동적인 식탐도 조절할 수 있는 자각의 힘이 생깁니다.

예전에 한 드라마의 변호사 주인공도 힘든 사건을 해결하고 나면, 단골 분식집의 떡볶이를 무조건 먹는 장면이 나왔습니다. 소울 푸드는 누구에게 있는 법이죠. 그대로 그 상황을 이해해주는 것도 나 자신을 사랑하는 것입니다. 먹는다는 것은 나를 이해하는 또 하나의 방식이지요. 우리는 종종 '허기'라는 이름으로 감정을 먹고 있습니다.

하지만 내 상태를 정확히 자각하고 받아들이기 시작할 때, 식습관은 조금씩 달라지기 시작합니다.

　음식은 단지 배를 채우는 도구가 아니라, 감정을 품고 있는 메시지일지도 모릅니다. 먹고 안 먹고의 문제가 아니라, 내가 나를 얼마나 아끼고 있는가의 문제입니다. 아무리 똑똑하게 식단관리를 한다고 해도, 몸에 베인 습관이 아니라 억지로 강요되는 거라면 지속할 수가 없습니다. 지식이 지혜가 되고 편안하게 체득할 수 있도록 스스로에게도 시간을 주세요.
　음식을 통해 자신을 더 사랑하고, 이해하고, 따뜻하게 바라보는 삶이 되기를 바랍니다.

02

우주보다 더 신비한 인체! 우리 몸 속의 오케스트라

식욕을 조율하는 호르몬 오케스트라가 우리들의 몸속에서 작용합니다. 우주보다 더 신비한 인체가 아닐 수 없습니다.

이 원리를 이해한다면 '쾌락성 허기'가 발동할 시 나를 알아보고 마주하는 용기가 더욱 강인해질 수 있어요.

식욕은 단순한 배고픔이 아니라, 사실은 호르몬들의 공연이라고 해석할 수 있습니다. 연주의 중심은 뇌의 시상하부(ARC, arcuate nucleus)입니다. 위에서 꼬르륵 소리가 나서 배가 고픈 것이 아니라, 위가 가득해서 배가 부른 것이 아니라 뇌에서 인지를 하고 신호를 보내는 것이죠. 뇌의 시상하부에서 몸의 에너지 상태를 감지하고 '먹을지, 그만 먹을지'를 결정해주는 것입니다.

식욕을 촉진하는 호르몬의 대표는 그렐린(Ghrelin)입니다. 일명 '배고프다' 신호이지요. 위에서 분비되는 그렐린은 뇌의 시상하부에 작용하여 식욕을 촉진하고 위 운동과 위산 분비를 증가시킵니다. 진짜 배고픔을 알리는 중요한 호르몬이죠. 식전에 그렐린은 증가하시만 한입 먹는 순간부터 급격히 감소합니다. 그렐린의 농도는 수면과도 연결되어 수면시간이 짧을수록 그렐린의 농도가 높아지는 상반된 그래프가 연구에서도 뚜렷하게 관찰되지요. 이 그렐린의 자극으로 뇌의 시상하부에서 뉴로펩타이드 Y(NPY, Neuropeptide Y)호르몬을 분비합니다. 이 또한 강력한 식욕촉진 기전을 발휘하면서 특히 탄수화물에 대한 섭취 욕구가 증가되지요. 일단 저혈당을 벗어나야한다는 생체 신호를 본능적으로 흡수하는 것이라고 생각이 드네요. NPY는 그렐린의 자극으로 활성화되며, 특히 정신적 스트레스상황에서 강하게 작용합니다. 우리가 우울하고 불안할 때면 달콤한 초콜릿과 디저트, 과자를 찾는 이유 중 하나에 이 호르몬의 역할이 보이네요. 식욕 촉진하는 기전과 반대는 식욕억제이지요.

식욕억제호르몬의 대표격인 렙틴(Leptin)호르몬은 지방세포에서 분비되는 '그만 먹어' 호르몬이에요. 에너지가 증가하면 식욕을 억제시키고 지방조직에서 뇌로 경고장을 보내는 것이죠. 식사를 하면서 20분정도 시간이 지나면 렙틴호르몬이 활성화되고, 이는 우리가 젓가락을 내려놓는 용기가 되는 거죠.

그리고 췌장에서 분비되는 인슐린도 식욕억제와 관련됩니다. 포도당이 세포로 들어가서 에너지를 낼 수 있도록 열쇠역할을 하는 인슐린은 혈당조절 뿐만 아니라 식욕억제와도 연결됩니다. 식사를 하면 자연스레 췌장 β세포에서 인슐린이 분비가 되고 포도당을 세포로 끌어안고 가면서 동시에 뇌에 '이 정도면 충분해요'라는 신호를 보냅니다. 렙틴과 동일한 작용을 하며 식사가 마쳐지도록 하는 거죠.

위장의 신속한 브레이크 콜레시스토키닌(CCK)도 식욕억제 기능을 하는 호르몬입니다. 십이지장에서 분비되는데 위의 포만감을 형성하고 위 배출을 지연 시켜 주지요. 단백질과 지방 식품을 섭취하면 바로 반응하면서 CCK호르몬이 분비되어요. 소화촉진과 동시에 '잠시 멈추세요! 라는 신호를 주면서 포만감을 느끼게 해주는 소중한 기능을 합니다.

장에서 분비되는 GLP-1(Glucagon-like Peptide-1) 호르몬도 있습니다. 요즘 비만약과 당뇨약으로 너무 유명해졌지요? 글루카곤유사펩타이드-1호르몬은 인슐린분비를 촉진하고 위 배출속도를 지연시켜 자연스럽게 포만감을 형성시키며 혈당도 조절하는 기능을 합니다. 식후 장에서 분비되는 호르몬이며, 치료제 약물로 상용화되어 있습니다. 하지만 음식이 곧 약이라고 했지요. 약에 의지하기 보다는 자연의 섭리를 이해하고 인위적인 호르몬 조절보다는 식사로 몸의 대사를 치유하길 권장합니다.

그리고 식후에 장에서는 식욕억제 호르몬으로 Peptide YY(PYY)가 분비되어 식욕억제 기전을 합니다. 식사의 마지막 곡을 연주하듯 '이제 진짜 끝났습니다.'라는 마침표를 찍어주는 듯 하네요. 이 신호의 영향으로 우리는 적당량이라는 가르침을 준수하며 과식을 피하게 되는 현명함을 터득합니다.

물리적인 배부름이 아니라, 그 이면에는 수많은 호르몬의 악보가 숨어있습니다. 식욕은 단순한 욕구가 아니라 정교한 뇌의 명령이라는 사실입니다.

03

렙틴의 반항! 렙틴 저항성

오케스트라 연주 같은 호르몬의 조절 기전이 너무 신기하지요. 여기서 궁금증!

렙틴의 반항 기전이 있습니다. 렙틴의 신호에 제대로 작동되지 못하는 상태를 '렙틴 저항성'이라고 해요. 렙틴이 지방조직에서 분비되는 데 체내 지방조직이 과잉상태면 렙틴 저항성 기전이 발생하여 오히려 렙틴이 분비되는 그만 먹어 신호를 뇌의 시상하부에서 수용하지 못하는 오류가 발생하는 것입니다.

"배가 부른 데, 왜 계속 먹게 되지?"라는 생각을 하면서 식사를 멈추지 못한다면 렙틴 저항성이라는 생리적 현상이 발생한 것입니다. 비만이나 반복된 과식이면 렙틴이 과도하게 분비되면서 뇌가 렙틴 신호에 둔감해지는 현상이 발생하는 것이죠. 마치 시끄러운 음악도 계속 그 공간에 있으면 익숙해지고 잘 듣지 못하는 것과 같아요.

렙틴이 많아도 뇌는 포만감을 느끼지 못하고 먹는 양 자체가 늘어나면서 체중은 더 증가하게 됩니다. 체중이 증가할 수 록 지방세포도 커지고 지방세포에서 분비되는 렙틴이기에 더 많이 분비되지만, 그 신호는 여전히 무시되는 악순환이 시작되는 것이죠.

그러면 렙틴 저항성을 개선하려면 결국은 선순환 구조의 영양관리가 핵심입니다. 설탕과 정제 탄수화물을 멀리하고 충분한 수면이 필요합니다. 코르티솔은 스트레스 호르몬이기에 관리되면 염증도 자연스레 줄어들게 되어요. 그리고 렙틴이 인식되려면 식후 20분이 필요하므로 포만감을 인식할 충분한 시간을 위해 천천히 식사하며 제대로 먹는 식습관이 중요합니다.

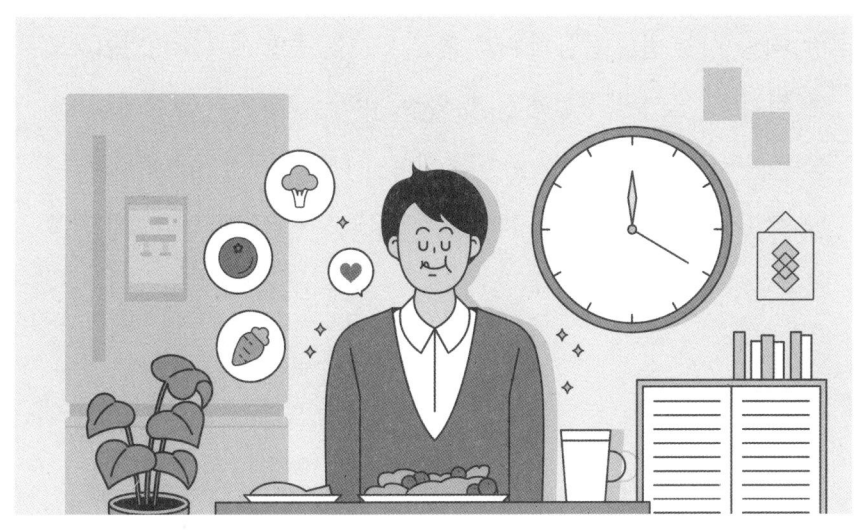

〈먹방을 보면 더 먹게 되는 이유〉

먹방! 쿡방! 이른바 먹는 방송과 요리 방송에 대한 이야기를 하겠습니다. 최근에는 개인 스마트폰을 통해 다양한 미디어에 접근하여 많은 영양 정보와 음식 섭취 관련 콘텐츠에 노출되고 있으며 이는 청소년의 식습관에 영향을 미친다는 연구결과가 보고되고 있어요.

특히 디지털 환경에 익숙한 청소년은 온라인 유해 매체의 영향을 받기 쉬우며, 먹방, 쿡방에서 연출된 장면을 보고 모방 행동으로 이어질 수 있는 등 부정적인 식습관을 가질 가능성이 있으므로 중점적인 관리가 필요합니다.

2022년 조사된 국민건강통계플러스 자료를 확인하자면, 청소년 먹방, 쿡방 시청 빈도를 살펴보면, 최근 12개월 동안 월 1회 미만이라도 본 적이 있는 시청 경험률은 70.6%로 여학생(78.5%)이 남학생(63.1%)보다 높았고, 중학생(71.1%)과 고등학생(70.0%)은 큰 차이가 없었고, 먹방, 쿡방을 '주 3회 이상' 시청한 학생은 24.4%이고, '매일' 시청한 학생은 8.3%로 나타납니다.

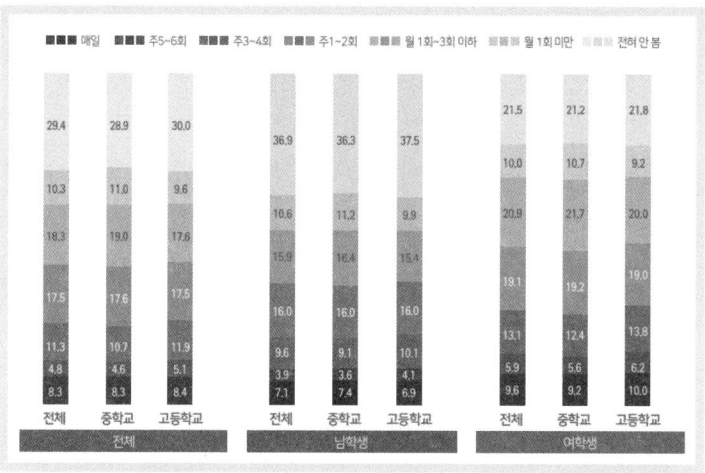

[그림8] 청소년 먹방, 쿡방 시청 빈도(청소년건강행태조사, 2024)

즉 청소년 10명 중 7명은 최근 12개월 동안 먹방, 쿡방 시청 경험이 있었고, 매일 시청하는 경우는 8.3%였으며, 먹방, 쿡방 시청 경험자의 40% 정도가 먹방, 쿡방 시청이 본인의 식습관에 영향을 미친다고 하였지요.

먹방, 쿡방 시청으로 식습관에 영향을 받은 청소년은 영향을 받지 않은 경우에서 보다 아침식사 결식률, 패스트푸드·단맛 음료·고카페인 음료·야식 섭취율이 더 높은 것으로 나타납니다.

또한 음식 관련 콘텐츠의 이용이 많을수록 식습관 및 관련 자아효능감에 부정적인 영향을 주며 먹방 시청 시간이 많을수록 체질량지수(BMI)가 증가하여 청소년의 식생활과 건강에 미치는 영향이 클 수 있습니다.

최근 식품 관련 온라인 콘텐츠 다양화와 동영상 플랫폼 이용률은 계속 높아지고 있으므로, 무분별하게 제공되는 음식 관련 콘텐츠를 청소년이 올바르게 선택할 수 있도록 건강한 식생활 관리를 위한 체계적인 교육이 절실한 지금입니다.

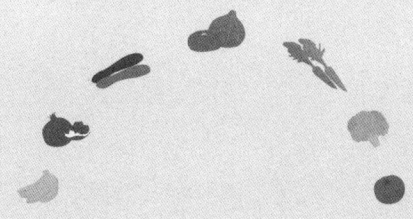

마치는 글
(Epilogue)

Epilogue

삶에 닿을 때 비로소 지혜가 됩니다.
당신의 하루 한 끼가 더 건강해지는 데
이 작은 지식들이 도움이 되길 바랍니다.

삼시세끼! 살아가려면 안 먹고 살수는 없습니다.

먹는 것은 숙명이고 먹고자 살고, 살고자 먹지요.

영양관리에 세상 모두가 관심이 많아서 비만약이 그렇게 인기라고 하지요. 날씬하고 건강해지고 싶지만, 유혹을 떨쳐내기는 싫은 감정! 그리고 어떻게 방법을 모르겠다고 하시는 분들도 많아서 마음이 숙연해지시기도 합니다.

도대체 일단 뭘 먹어야하는 담담한 심정을 토로하시기도 해요.

배달어플과 늘 함께하는 치킨, 피자, 햄버거, 짜장면, 내 맘대로 골라서 믹스하는 샌드위치 전문점 등 로봇서빙과 키오스크 서비스와 함께 외식문화도 나날이 발전하며 유행을 따라가야 할 듯 합니다.

이 책을 통해 제가 W·W·H 식단 (Whole-Wise-Health Diet) 전략을 소개하며 융합적 영양관리를 강조했지만, 너무 많은 이야기를 한 건 아닌지 조심스럽습니다.

그럼 딱 2가지만 기억해주세요.

씹지 않는 정제탄수화물과 건강하지 않은 지방(기름)입니다.

정제탄수화물은 혈당스파이크를 야기하고 건강하지 않은 지방이야말로 혈관질환의 근원이 될 수 있기에 최우선적인 주의가 필요합니다.

당관리가 결국 혈관관리이며, 이는 질병관리의 기본입니다.

이제 튀김요리대신 건강한 찜요리를 선택하는 지혜가 필요하며 건강과 영양관리를 위한다면 풍부한 식이섬유, 건강한 단백질 중심의 정제탄수화물을 절제하는 마인드가 요구됩니다.

우리는 사고와 행동을 기반으로 스스로 생각하고 선택할 수 있는 능력이 있습니다.

자신이 무엇을 먹고 어떻게 살아갈 것인지 그리고 사랑하는 나와 우리 가족을 위해 건강수명을 늘리며 건강을 지켜나가는 노력이 얼마나 위대한 가치를 창출하는 지 알아차리는 지혜도 필요합니다.

그러나 이는 온전히 각자의 몫입니다.

"밥 한번 먹자"라고 하지요.

우리 모두 식사시간이 늘 기다려지고 함께 식사하는 기억은 삶에서 가장 큰 즐거움이고 추억입니다.

생활 속 과학이자 지혜인 영양학입니다.

영양학은 인체의 면역과 장 건강, 혈당과 당뇨, 심혈관질환과 장수 식단까지 범위가 매우 넓습니다. 스쳐가는 강의가 아닌 밑줄치고 기록하시면서 페이지를 접어두고 생각날 때 보시도록 책으로 펼쳤습니다. 스쳐가는 영상이 아닌, 각인되어 오래 기억될 책을 통해 한사람이라도 더 건강하시고 행복하시길 바라는 마음입니다.

다양한 영양에 대한 지식이 생활 속 식습관의 지혜로 이어질 것입니다.

소중한 하루의 삼시세끼가 모여 그 음식들이 내 세포가 되고 내 영혼을 지배하고 결국은 나를 구성하는 것입니다. '음식이 곧 나다'라고 하지요. 그 대단한 가치를 꼭 의식하시면서 영양학의 세계가 여러분들의 즐거운 일상과 함께하길 기대합니다.

영양지식이 생활 속 작은 지혜로 발전하여 건강을 지키는 작은 행동들이 세상에 빛을 발하기를 영양이야기를 전하며…….

영원히 싱그러울 대학 캠퍼스에서,
삼시세끼 먹을 것만 생각하는 영양학자,
이경민올림.

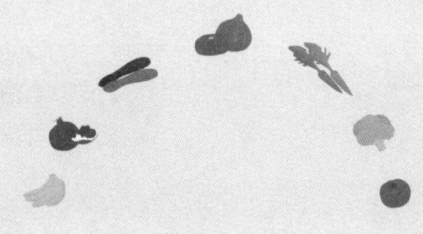

부록

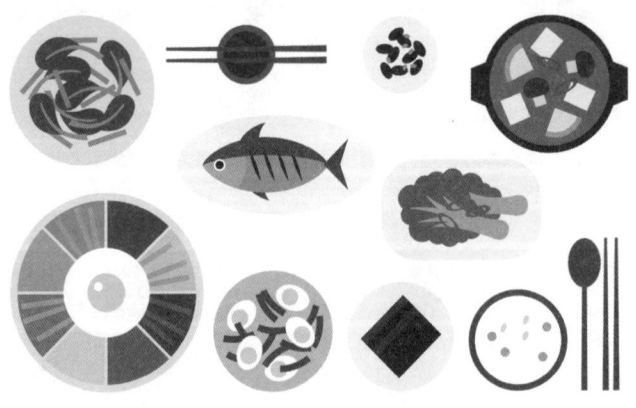

[부록]
2주간의 식사일기

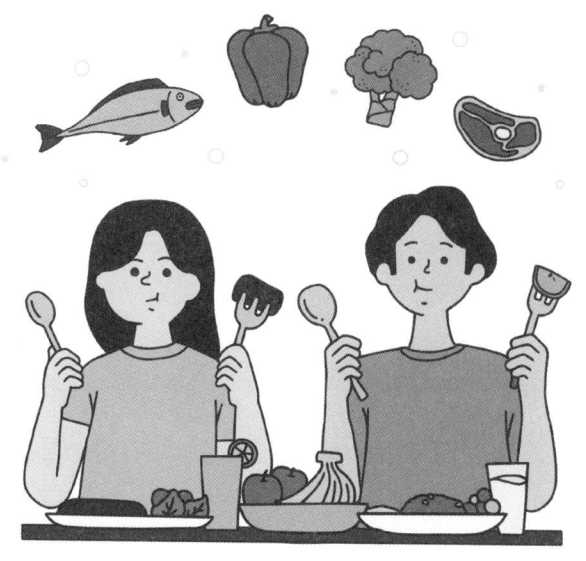

하루의 식사를 기록하면서 나의 식사패턴을 이해하고 식행동 발전 방향도 스스로 찾을 수 있습니다.

언제나 더 나은 방법은 있기 마련이다. -토머스 에디슨-

1일차   년 월 일

아 침	점 심	저 녁	간 식
: ~ :	: ~ :	: ~ :	: ~ :

물 (200ml 기준)
커피   음료   술
수면시간   어제 저녁 : - 오늘 아침 : (시간   분)
배 변   회 (O,X)
운 동   유산소 (걷기/러닝)   분 이상 (O,X)   근력 (팔/다리)   분 이상 (O,X)
오늘 감사일기

2일차   년 월 일

아 침	점 심	저 녁	간 식
: ~ :	: ~ :	: ~ :	: ~ :

물 (200ml 기준)
커피   음료   술
수면시간   어제 저녁 : - 오늘 아침 : (시간   분)
배 변   회 (O,X)
운 동   유산소 (걷기/러닝)   분 이상 (O,X)   근력 (팔/다리)   분 이상 (O,X)
오늘 감사일기

99번 시도하고 실패했으나, 100번째에 성공이 찾아왔다. -알베르트 아인슈타인-

3일차   년   월   일

아침	점심	저녁	간식
: ~ :	: ~ :	: ~ :	: ~ :

물 (200ml 기준) 💧💧💧💧💧💧💧💧
커피 ☕☕☕   음료 🥤🥤🥤🥤   술 🍺🍺🍺🍺
수면시간   어제 저녁   :   ~ 오늘 아침   :   (시간   분)
배 변   회 (O,X)
운 동   유산소 (걷기/러닝)   분 이상 (O,X)   근력 (팔/다리)   분 이상 (O,X)
오늘 감사일기

4일차   년   월   일

아침	점심	저녁	간식
: ~ :	: ~ :	: ~ :	: ~ :

물 (200ml 기준) 💧💧💧💧💧💧💧💧
커피 ☕☕☕   음료 🥤🥤🥤🥤   술 🍺🍺🍺🍺
수면시간   어제 저녁   :   ~ 오늘 아침   :   (시간   분)
배 변   회 (O,X)
운 동   유산소 (걷기/러닝)   분 이상 (O,X)   근력 (팔/다리)   분 이상 (O,X)
오늘 감사일기

인생의 본질은 남을 이해한다는 점에 있다. -요한 괴테-

5일차   년 월 일

아 침	점 심	저 녁	간 식
: ~ :	: ~ :	: ~ :	: ~ :

물 (200ml 기준) 💧 💧 💧 💧 💧 💧 💧 💧

커피 ☕ ☕ ☕ **음료** 🥤 🥤 🥤 🥤 **술** 🍺 🍺 🍺 🍺

수면시간 어제 저녁 : - 오늘 아침 : (시간 분)

배 변 회 (O,X)

운 동 유산소 (걷기/러닝) 분 이상 (O,X) 근력 (팔/다리) 분 이상 (O,X)

오늘 감사일기

6일차   년 월 일

아 침	점 심	저 녁	간 식
: ~ :	: ~ :	: ~ :	: ~ :

물 (200ml 기준) 💧 💧 💧 💧 💧 💧 💧 💧

커피 ☕ ☕ ☕ **음료** 🥤 🥤 🥤 🥤 **술** 🍺 🍺 🍺 🍺

수면시간 어제 저녁 : - 오늘 아침 : (시간 분)

배 변 회 (O,X)

운 동 유산소 (걷기/러닝) 분 이상 (O,X) 근력 (팔/다리) 분 이상 (O,X)

오늘 감사일기

삶에는 걱정할 거리가 없다. 단지 이해할 거리만 많을 뿐이다. -마리 퀴리-

7일차   년 월 일

아 침	점 심	저 녁	간 식
: ~ :	: ~ :	: ~ :	: ~ :

물 (200ml 기준) 🌢🌢🌢🌢🌢🌢🌢🌢
커피 ☕☕☕ **음료** 🥤🥤🥤🥤🥤 **술** 🍺🍺🍺🍺
수면시간 어제 저녁 : - 오늘 아침 : (시간   분)
배 변 회 (O,X)
운 동 유산소 (걷기/러닝) 분 이상 (O,X)   근력 (팔/다리) 분 이상 (O,X)
오늘 감사일기

8일차   년 월 일

아 침	점 심	저 녁	간 식
: ~ :	: ~ :	: ~ :	: ~ :

물 (200ml 기준) 🌢🌢🌢🌢🌢🌢🌢🌢
커피 ☕☕☕ **음료** 🥤🥤🥤🥤🥤 **술** 🍺🍺🍺🍺
수면시간 어제 저녁 : - 오늘 아침 : (시간   분)
배 변 회 (O,X)
운 동 유산소 (걷기/러닝) 분 이상 (O,X)   근력 (팔/다리) 분 이상 (O,X)
오늘 감사일기

우유부단이야말로 성공을 가로막는 최대의 적이며,
성공하는 사람들은 신속한 결단력의 소유자다. -나폴레온 힐-

9일차
년 월 일

아 침	점 심	저 녁	간 식
: ~ :	: ~ :	: ~ :	: ~ :

물 (200ml 기준)
커피
음료
술
수면시간   어제 저녁   :   -오늘 아침   :   (시간   분)
배 변   회 (O,X)
운 동   유산소 (걷기/러닝)   분 이상 (O,X)   근력 (팔/다리)   분 이상 (O,X)
오늘 감사일기

10일차
년 월 일

아 침	점 심	저 녁	간 식
: ~ :	: ~ :	: ~ :	: ~ :

물 (200ml 기준)
커피
음료
술
수면시간   어제 저녁   :   -오늘 아침   :   (시간   분)
배 변   회 (O,X)
운 동   유산소 (걷기/러닝)   분 이상 (O,X)   근력 (팔/다리)   분 이상 (O,X)
오늘 감사일기

여러분에게 주어진 시간은 유한합니다. 남의 인생을 사느라,
그 시간을 낭비하지 마십시오. -스티브 잡스-

11일차   년 월 일

아 침	점 심	저 녁	간 식
: ~ :	: ~ :	: ~ :	: ~ :

물 (200ml 기준)
커피   음료   술
수면시간   어제 저녁 : -오늘 아침 : (시간   분)
배 변   회 (O,X)
운 동   유산소 (걷기/러닝)   분 이상 (O,X)   근력 (팔/다리)   분 이상 (O,X)
오늘 감사일기

12일차   년 월 일

아 침	점 심	저 녁	간 식
: ~ :	: ~ :	: ~ :	: ~ :

물 (200ml 기준)
커피   음료   술
수면시간   어제 저녁 : -오늘 아침 : (시간   분)
배 변   회 (O,X)
운 동   유산소 (걷기/러닝)   분 이상 (O,X)   근력 (팔/다리)   분 이상 (O,X)
오늘 감사일기

나이를 먹고 세월이 흐르면 시간이 없으므로
자기가 좋아하는 일부터 먼저 하라. -이어령-

13일차

년 월 일

아 침	점 심	저 녁	간 식
: ~ :	: ~ :	: ~ :	: ~ :

물 (200ml 기준)
커피   **음료**   **술**
수면시간 어제 저녁   :   -오늘 아침   :   (시간   분)
배 변 회 (O,X)
운 동 유산소 (걷기/러닝)   분 이상 (O,X)   근력 (팔/다리)   분 이상 (O,X)
오늘 감사일기

14일차

년 월 일

아 침	점 심	저 녁	간 식
: ~ :	: ~ :	: ~ :	: ~ :

물 (200ml 기준)
커피   **음료**   **술**
수면시간 어제 저녁   :   -오늘 아침   :   (시간   분)
배 변 회 (O,X)
운 동 유산소 (걷기/러닝)   분 이상 (O,X)   근력 (팔/다리)   분 이상 (O,X)
오늘 감사일기

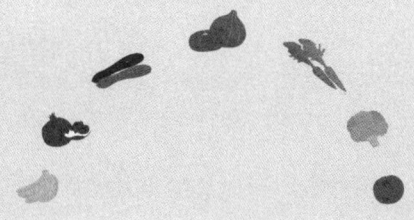

참고자료

〈참고자료〉

1. 국민건강증진종합계획 2030
2. Time magazine journal, Mutch D, et al. (2005) FASEB Journal 19:1602-1616.
3. THE AMERICAN DIETETIC ASSOCIATION (2003), S50-55
4. http://nutrigenomics.ucdavis.edu/pressarticles.htm, J Am Diet Assoc. 2006;106:569-576.
5. Beerman/McGuire, Nutritional Sciences, 1/e. © Cengage Learning.
6. 임상영양치료를 위한 병태생리학
7. Lavelle, A., Sokol, H. Gut microbiota-derived metabolites as key actors in inflammatory bowel disease. Nat Rev GastroenterolHepatol17, 223-237 (2020). https://doi.org/10.1038/s41575-019-0258-z)
8. Advanced nutrition and human metabolism, 7판
9. A microbiome-dependent gut-brain pathway regulaates motivation for exercise, Lenka Dohnalová, Nature, 2022 Dec:612(7941):739-747. doi: 10.1038/s41586-022-05525-z. Epub 2022 Dec 14.
10. 장내미생물총이 중추신경계 기능에 영향을 미치는 방법. Sampson등. Cell Host&Microbe 2015.
11. 식생활교실-식생활가이드-교육자료
12. 한포로 채우는 20여가지 채소와 컬러풀한 파이토에너지,파이토클렌즈
13. 식품의약품안전처-나트륨 바로알기 자료집
14. 식품의약품안전처 식품안전나라DB
15. 농촌진흥청 국가표준식품성분표(제9개정판)
16. 대사증후군 오락프로젝트 홈페이지, 국민건강보험공단
17. 임상영양관리지침서 제4판, 대한영양사협회
18. 식품의약품안전처-우리 몸이 원하는 삼삼한 밥상
19. Hess et al., Food Funct, 2012
20. 현태선 외, 고급영양학, 2022
21. https://youtu.be/Mw30rfVJzBU?si=RSc1BkXgVB9eFDol
22. 식품의약품안전처교육자료, 우리나라 국민의 영양성분 섭취량 심층 분석 연구 (식약처,2019),

23. 가공식품으로부터의 당류 섭취량(성별, 연령별)(국건영, 2017)
24. 식품의약품안전처교육자료, 2019년도 식품안전영양교육 초등학교 통합 교재 지침서(덜달게덜짜게바로알기)
25. https://www.kmpnews.co.kr/news/articleView.html?idxno=34930
26. 당지수(Glycemic index)와 만성질환
27. 플러스 고급영양학, 파워북
28. 농촌진흥청, 기능성성분표 8판
29. 식품의약품안전처 교육자료-우리 가족의 건강을 해치는 달콤한 살인자 설탕 중독
30. Public Health Weekly Report 2024;17:1860~1861 https://doi.org/10.56786/PHWR.2024.17.43.4 ⓒ Public Health Weekly Report
31. Meal sequence and glucose excursion, gastric emptying and incretin secretion in type 2 diabetes: a randomised, controlled crossover, exploratory trial(Hitoshi Kuwata, 2016)
32. 카무트분말가루의 영양성분 분석 및 고지방식이 섭취 시 카무트분말가루의 첨가가 흰쥐 체내에서 혈중 대사 인자에 미치는 영향
33. 한국지질동맥경화학회_임상영양사가 전하는 심혈관계 질환 관리를 위한 식생활
34. 2020 한국인 영양소 섭취기준(보건복지부, 한국영양학회, 2020)
35. 박혜경, 김명철. 가공식품의 트랜스지방 저감화 정책. 식품과학과 산업. 2007.
36. 우리나라 국민의 영양성분 섭취량 심층분석 연구. 식품의약품안전처, 식품의약품안전평가원, 2019.
37. 대한당뇨병학회, 2020 한국인영양소 섭취기준(보건복지부, 2020)
38. 당뇨병전단계 성인을 위한 맞춤형 영양관리 가이드(식품의약품안전처, 2024)
39. 신중년맞춤형 식사관리안내서, 식품의약품안전처]
40. 말기신질환자에서 호모시스테인농도에 따른 엽산의 치료효과 및 Pulse wave velocity (PWV)의 변화(고재기 외, 대한내과학회지, 2007)
41. 우리나라 토마토의 폴리페놀 및 플라보노이드 함량, 항산화활성 및 암세포 억제 활성(최석현, 한국콘텐츠학회논문지 '21 Vol. 21 No. 12)
42. 농촌진흥청 국립농업과학원, 농식품올바로 : https://koreanfood.rda.go.kr/kfi/foodMonth/view
43. 한국농수산식품유통공사. "식재료 아카이브". 《KAMIS》.
44. Gut microbiota-derived metabolites as key actors in inflammatory bowel disease. Lavelle, A., Sokol, H. Nat Rev GastroenterolHepatol17, 223–237

(2020). https://doi.org/10.1038/s41575-019-0258-z
45. MEDI:GATENEWS:장내미생물이아프면뇌가아프다…미생물-장-뇌축(Microbiota-Gut-Brainaxis)이론(medigatenews.com)
46. A microbiome-dependent gut-brain pathway regulaates motivation for exercise, Lenka Dohnalová, Nature. 2022 Dec;612(7941):739-747. doi: 10.1038/s41586-022-05525-z. Epub 2022 Dec 14.
47. 교육부(2020). 2019년 전국 초·중·고등학생 건강검사 결과 분석. Retrieved from https://schoolhealth.kr/web/srs/selectPublicDataList.do?shNum=29.
48. 이미선, 정사랑, 김정수, & 양윤정(2023). COVID-19 전·후 한국 청소년의 건강행태, 정신건강 및 영양상태 분석: 국민건강영양조사 2019-2020년 자료를 활용하여. Journal of Nutrition and Health, 56(6), 667-682.
49. 황정현, 김지연, 김경아, & 김경원(2019). 보호자를 대상으로 한 초·중·고등학교 운동선수를 위한 영양관리와 급식지원 실태 및 요구도 파악. 대한지역사회영양학회지, 24(1), 47-59.
50. 박소영, 엄미향, & 계승희(2022). 중학생의 학교급식 잔반실태 및 영양섭취 평가. 학습자중심교과교육연구, 22(4), 13-26.
51. 질병관리청(2018). 2018 국민건강통계. Retrieved from https://knhanes.kdca.go.kr/knhaes/sub04/sub04_04_01.do.
52. 질병관리청(2021). 우리 국민의 식생활 현황. 국민건강통계플러스 Retrieved from https://knhanes.kdca.go.kr/knhanes/sub04/sub04_04_02.do.
53. 질병관리청(2024a). 청소년건강행태조사 기반의 청소년 식생활 심층보고서. 국민건강통계플러스 Retrieved from https://knhanes.kdca.go.kr/knhanes/sub04/sub04_04_02.do.
54. 질병관리청(2024b). 청소년의 먹방, 쿡방 시청과 식생활 지표 현황. 국민건강통계플러스 Retrieved from https://knhanes.kdca.go.kr/knhanes/sub04/sub04_04_02.do.
55. 식생활교실〉식생활가이드〉교육자료. https://www.foodlife-edu.or.kr/education
56. [위키백과] https://ko.wikipedia.org/wiki/글루텐_프리_식품
57. 정진혁, 김혜진&윤혜현(2017). 개인소비가치가 글루텐 프리 가공식품에 대한 태도와 구매의도에 미치는 영향. Korean J Food Cook Sci, 33(2), 218~227.

58. https://jhealthmedia.joins.com/article/article_view.asp?pno=19509 : [약이야기] 당뇨약이 비만약으로? 유행처럼 번지는 'GLP-1 유사체'
59. 김도연, 오경원(2024). 우리나라의 근감소증 유병률 현황. 질병관리청, p.34-36
60. 김기진, 김홍수(2019). 효과적인 노인운동 코칭을 위한 근 감소증의 이론적 고찰. 코칭능력개발지 21(4), 95-105.
61. 김남익(2024). 노화성 근감소증 노인들의 복합운동이 신체 수행력 및 노인 운동기능저하 점수에 미치는 영향. 한국스포츠학회지 22(4), 231-240.
62. 이수현, 박기수(2021). 농촌 지역 노인의 영양 상태, 근감소증과, 노쇠의 연관성 46(1), 23-31.
63. 유승희, 노호성. "운동생리학: 고령여성의 생활체력 측정 및 평가기준과 지표 개발." 한국체육학회지 40.3 (2001): 565-574.
64. 송민선, 김수근. "농촌 여성노인들의 Senior Fitness Test 를 활용한 노인체력 기준치 연구." 한국발육발달학회지 21.2 (2013): 137-142.
65. 홍승연. "한국 여성 고령자의 노인체력검사 (Senior Fitness Test: SFT) 결과의 외국 기준치 비교." 한국체육학회지 47.5 (2008): 405-413.
66. 통계청(2024. 12. 23). "2023년 생애단계별 행정통계 결과 보도자료"
67. 최정화, 이은실, 이윤진, 이혜상, 장혜자, 이경은, et al. 노인을 위한 식품안전·영양교육 내용 개발-포커스그룹인터뷰와 델파이 조사를 통하여. 대한지역사회영양학회지. 2012;17(2):167-81.
68. 박서연. 건강신념 모델을 적용한 고혈압 영양교육프로그램 개발 및 효과 평가: Development and evaluation of nutrition education program for hypertension based on. 2017.
69. 김정선; 한수정; 조미라. 종합병원 간호사의 입원 노인환자 포괄적 간호사정 중요도 인식, 교육요구도 및 수행역량. 한국노년학, 2024, 44.5: 645-661.
70. Johnson, R. Burke, and Anthony J. Onwuegbuzie. "Mixed methods research: A research paradigm whose time has come." Educational researcher33.7 (2004): 14-26.
71. Greene, Jennifer C. "Is mixed methods social inquiry a distinctive methodology?." Journal of mixed methods research2.1 (2008): 7-22.
72. Teddlie, Charles, and Abbas Tashakkori. "Overview of contemporary issues in mixed methods research." Sage handbook of mixed methods in social and behavioral research2 (2010): 1-44.

73. 이재문. "혼합연구방법을 활용한대 레깅스브랜드 차별화 전략 분석 연구: 빅데이터 분석과 포커스 그룹 인터뷰를 중심으로." 한국스포츠산업경영학회지29.2 (2024): 82-109.
74. Peng, Guo Chao, and Fenio Annansingh. "Experiences in applying mixed-methods approach in information systems research." Research Methods: Concepts, Methodologies, Tools, and Applications. IGI Global, 2015. 910-936.
75. Hadi, Muhammad Abdul, et al. "Mixed-methods research in pharmacy practice: recommendations for quality reporting (part 2)." International Journal of Pharmacy Practice22.1 (2014): 96-100.
76. 이재문. "혼합연구방법을 활용한대 레깅스브랜드 차별화 전략 분석 연구: 빅데이터 분석과 포커스 그룹 인터뷰를 중심으로." 한국스포츠산업경영학회지29.2 (2024): 82-109.
77. 최정화, 이은실, 이윤진, 이혜상, 장혜자, 이경은, et al. 노인을 위한 식품안전·영양교육 내용 개발-포커스그룹인터뷰와 델파이 조사를 통하여. 대한지역사회영양학회지. 2012;17(2):167-81.
78. Lederman LC. Assessing educational effectiveness: The focus group interview as a technique for data collection. Communication education. 1990;39(2):117-27.
79. Pyun J-S, Kim MJ, Lee K-H. Climacteric and menopausal women's beliefs on daily meals and food supplements-a focus group interview study. Korean Journal of Community Nutrition. 2011;16(2):239-52.
80. 박서연. 건강신념 모델을 적용한 고혈압 영양교육프로그램 개발 및 효과 평가: Development and evaluation of nutrition education program for hypertension based on. 2017.
81. Noor Hasliza Che Seman, Che Chong Chin(2023). Urban Public Knowledge towards Sarcopenia: Health Education Needs Assessment. Progress in Drug Discovery & Biomedical Science. 6(1) : 1-14.
82. 김진경(2024). 장애인사회복지시설 대상 영양교육 과정 개발, 충남대학교대학원, 석사학위논문.
83. 박유빈(2024). 노인사회복지시설 이용자 및 시설종사자 대상 영양교육 프로그램 개발, 충남대학교대학원, 석사학위논문.

84. 김기석(2023). 노인의 여가활동만족이 삶의 질에 미치는 영향, 칼빈대학교대학원, 박사학위논문.
85. 민성길, 김광일, 서신영, 김동기(2000). 한국판 세계보건기구 삶의 질 척도(WHOQOL)의 개발, 신경정신의학회. 39(1) : 78-88.
86. 장선경(2025). 노인의 디지털 리터러시가 삶의 질에 미치는 영향-사회적 자본과 자기효능감의 매개효과 중심으로-. 중부대학교대학원, 박사학위논문.
87. 식품의약품안전처(2025). 노인 영양지수(Nutrition Quotient for Elderly, NQ-E).
88. 임영숙, 이정숙, 황지윤, 김기남, 황효정, 권세혁, 김혜영(A). 식사의 질과 식행동 평가를 위한 노인영양지수 개정 연구. J Nutr Health 2022; 55(1), 155-173.
89. Malmstrom TK, Morley JE(2013). SARC-F: A simple questionnaire to rapidly diagnose sarcopenia. Journal of the American Medical Directors Association. 14(8) : 531-532.
90. 김선영, 김민지, 원창원(2018). Validation of the Korean Version of the SARC-F Questionnaire to Assess Sarcopenia: Korean Frailty and Aging Cohort Study, Journal of the American Medical Directors Association. 19 : 40-45.
91. 신혜윤(2020). 혈액투석환자의 근감소증과 관련요인, 동아대학교대학원, 석사학위논문.
92. 김해인(2020). 근감소증 성인의 일상생활 패턴 및 신체 기능 분석, 을지대학교대학원, 석사학위논문.
93. Kozo Nakamura(2011). The concept and treatment of locomotive syndrome: its acceptance and spread in Japan. The Japanese Orthopaedic Association. 16:489-491.
94. Seichi A et al.(2012). Development of a screening tool for risk of locomotive syndrome in the elderly : the 25-question Geriatric Locomotive Function Scale. National Center for Biotechnology Information, 17(2):163-72.
95. 김명철, 천지연, 김해인, 정동근, 배원식(2022). 국내 노인의 근감소증과 운동기능저하증후군에 대한 분석 연구, 대한통합의학회. 10(2) : 1~11.
96. 함선욱, 김경희. 노인 영양지수 (NQ-E)를 이용한 서울 일부지역 노인의 식생활 및 영양 상태 평가 53(1), 68-82.

97. 정민재, 곽동경, 김혜영(A), 강명희, 이정숙, 정해랑, 권세혁, 황지윤, 최영선. 노인 대상 영양지수 개발:평가항목 선정과 구성 타당도 검증, Journal of Nutrition and Health (J Nutr Health) 2018; 51(1), 87~102.

98. 김미경(2024). 농촌지역근감소증노인을위한운동·영양복합프로그램의효과검증. 인문사회과학연구, vol.6, 5(15) : 1265-1282.

99. 김남익(2024). 노화성 근감소증 노인들의 복합운동이 신체 수행력 및 노인 운동 기능저하 점수에 미치는 영향. 한국스포츠학회지, 22(4) : 231-240.

100. 변용현, 박우영(2020). 노화 관련 근감소증과 노쇠함의 원인과 예방을 위한 운동과 영양의 역할. 한국응용과학기술학회지, 37(3) : 625-634.

101. 양배추 가공조건에 따른 생리활성 물질의 함량 및 항산화 활성(황은선 외, 한국식품과학회지, 2015)

102. 시금치, 양배추, 양파 추출물의 암세포 증식 억제 효과(이해님 외, 한국식품영양학회지, 2016)

103. 양배추 분말 첨가비율에 따른 양배추 쌀 영양바의 품질특성(주신윤 외, 한국식품조리과학회지, 2016)

104. 한국인 당뇨병의 유병률 및 치료 현황(권혁상, Journal of the Korean Medical Association (JKMA), 2023).

105. MIND 식단교육을 이용한 치매예방 영양프로그램이 고위험 치매노인의 인지기능 변화에 미치는 영향, 대한영양사협회, 2021.

106. Shoback, D. (2008). "Clinical Practice: Primary Hyperparathyroidism." The New England Journal of Medicine.

107. Holick, M. F. (2007). "Vitamin D deficiency." The New England Journal of Medicine.

108. Kim, M. K., et al. (2017), "Prevalence and clinical implications of lean obesity: A review of current literature," *Journal of Clinical Endocrinology & Metabolism*

109. Lee, J. H., et al. (2013), "Lean obesity and risk of cardiovascular diseases," *Journal of the American College of Cardiology*.

110. Farquharson, C., & Jefferies, D. (2011). "Vitamin D and mineral metabolism in children.

111. Heaney, R. P. (2009). "Calcium and vitamin D: synergistic effects." The Journal of Clinical Endocrinology & Metabolism.

112. Rosen, C. J., & Khosla, S. (2013). "Clinical review: Primary hyperparathyroidism and osteoporosis." The Journal of Clinical Endocrinology & Metabolism.